护理学基础与实践

主编 宋金萍 蔡桂云 郭燕燕 张燕霞 郭 伟

中国出版集团有限公司

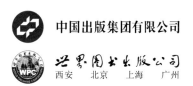

西安 北京 上海 广州

图书在版编目（CIP）数据

护理学基础与实践/宋金萍等主编.—西安：世
界图书出版西安有限公司，2023.9
ISBN 978-7-5232-0845-8

Ⅰ.①护… Ⅱ.①宋… Ⅲ.①护理学 Ⅳ.①R47

中国国家版本馆CIP数据核字（2023）第190837号

书　　名　**护理学基础与实践**
　　　　　HULIXUE JICHU YU SHIJIAN
主　　编　宋金萍　蔡桂云　郭燕燕　张燕霞　郭　伟
责任编辑　马元怡
装帧设计　济南睿诚文化发展有限公司
出版发行　**世界图书出版西安有限公司**
地　　址　西安市雁塔区曲江新区汇新路355号
邮　　编　710061
电　　话　029-87214941　029-87233647（市场营销部）
　　　　　029-87234767（总编室）
经　　销　全国各地新华书店
印　　刷　山东麦德森文化传媒有限公司
开　　本　787mm×1092mm　1/16
印　　张　11.25
字　　数　220千字
版次印次　2023年9月第1版　2023年9月第1次印刷
国际书号　ISBN 978-7-5232-0845-8
定　　价　128.00元

编 委 会

◎ **主 编**

宋金萍　蔡桂云　郭燕燕　张燕霞
郭　伟

◎ **副主编**

邹慧慧　李长艳　朱　莎　邢　艳
吕国龙　杨晓妹

◎ **编　委**（按姓氏笔画排序）

邢　艳（徐州民政医院）

吕国龙（云南省精神病医院）

朱　莎（新疆医科大学附属肿瘤医院）

李长艳（新疆医科大学附属中医医院）

李晓平（烟台芝罘医院）

杨晓妹（湖北医药学院附属襄阳市第一人民医院）

邹慧慧（聊城市退役军人医院）

宋金萍（山东省泰安市宁阳县第一人民医院）

张燕霞（阳光融和医院）

陆显环（贵州医科大学附属医院）

郭　伟（济宁市妇女儿童医院）

郭燕燕（聊城市退役军人医院）

蔡桂云（东莞市松山湖中心医院）

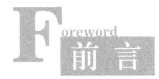

护理学与人类健康密切相关,生老病死是生命过程的自然现象,而人的生老病死离不开医疗和护理。在现代社会中,护理学作为医学的重要组成部分,其角色和地位更是举足轻重。当今世界是科技飞速发展的时代,社会的进步和科学的发展、护理教育水平的不断提高、护理研究的广泛开展、护理实践的复杂性增加、护理知识体系的完善和扩展,都推动着护理学成为一门独立的学科。

随着我国现代化建设进程的不断加快,人民文化水平、生活水平日益提高,人们的健康观念也发生了巨大改变,健康生活成为社会关注的热点问题。同时,医学的目的已由"救死扶伤,实行人道主义"转变为"延长寿命,提高生命质量和健康促进"。为进一步规范护理行为,切实对患者实施优质护理,更好地体现人文关怀,编者在参考了大量国内外最新文献之后,编写了《护理学基础与实践》一书。

本书由多位临床护理专家结合自身多年工作经验编写而成,并在编写时融合了国内外最新的护理理论和护理技术。本书首先介绍了护理学的基础知识,然后重点阐述了临床各科疾病的护理诊断、护理评估、护理问题、护理措施等内容。本书内容丰富、重点突出,结合了当前我国护理行业的实际情况,具有很强的临床指导价值,可为临床一线各级护理人员提供指导和帮助,也可作为医学院校学生和临床实习护士、进修护士的学习参考用书。

由于编写时间仓促,加之编者自身学识水平和工作实践存在局限,本书难免存在疏漏之处。为了进一步提高本书的质量,诚恳地希望各位读者不吝赐教,提出宝贵意见。

《护理学基础与实践》编委会

2023 年 2 月

C ontents 目 录

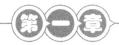

护 理 程 序

第一节 评 估

护理评估是有目的、有计划、有步骤地收集有关护理对象生理、心理-社会文化和经济等方面的资料,对此进行整理与分析,以判断服务对象的健康问题,为护理活动提供可靠的依据。具体包括收集资料、整理资料和分析资料三部分。

一、收集资料

(一)资料的来源

1.直接来源
护理对象本人是第一资料来源也是主要来源。

2.间接来源
(1)护理对象的重要关系人,也就是社会支持性群体,包括亲属、关系亲密的朋友、同事等。

(2)医疗活动资料,如既往实验室报告、出院小结等健康记录。

(3)其他医护人员、放射医师、化验师、药剂师、营养师、康复师等。

(4)护理学及其他相关学科的文献等。

(二)资料的内容

在收集资料的过程中,各个医院均有自己设计的收集资料表,无论依据何种框架,基本内容主要包括一般资料、生活状况及自理程度、健康检查及心理-社会状况等。

1.一般资料
一般资料包括患者姓名、性别、出生日期、出生地、职业、民族、婚姻、文化程度、住址等。

2. 现在的健康状况

现在的健康状况包括主诉、现病史、入院方式、医疗诊断及目前用药情况。目前的饮食、睡眠、排泄、活动、健康管理等日常生活型态。

3. 既往健康状况

既往健康状况包括既往史、创伤史、手术史、家族史、有无过敏史、有无传染病。既往的日常生活型态、烟酒嗜好、女性还包括月经史和婚育史。

4. 护理体检

护理体检包括体温、脉搏、呼吸、血压、身高、体重、生命体征、各系统的生理功能及有无疼痛、眩晕、麻木、瘙痒等,有无感觉(视觉、听觉、嗅觉、味觉、触觉)异常,有无思维活动、记忆能力、认知感受等障碍。

5. 实验室及其他辅助检查结果

实验室及其他辅助检查结果包括最近进行的辅助检查的客观资料,如实验室检查、X线检查、病理检查等。

6. 心理方面的资料

心理方面的资料包括对疾病的认知和态度、康复的信心,病后情绪、心理感受、应对能力等变化。

7. 社会方面的资料

社会方面的资料包括就业状态、角色问题和社交状况;有无重大生活事件,支持系统状况等;有无宗教信仰;享受的医疗保健待遇等。

(三)资料的分类

1. 按照资料的来源划分

按照资料的来源划分包括主观资料和客观资料。主观资料指患者对自己健康问题的体验和认识,包括患者的知觉、情感、价值、信念、态度、对个人健康状态和生活状况的感知。主观资料的来源可以是患者本人,也可以是患者家属或对患者健康有重要影响的人。客观资料指检查者通过观察、会谈、体格检查和实验等方法得到或被检测出的有关患者健康状态的资料。客观资料获取是否全面和准确主要取决于检查者是否具有敏锐的观察能力及丰富的临床经验。

当护理人员收集到主观资料和客观资料后,应将两方面的资料加以比较和分析,可互相证实资料的准确性。

2. 按照资料的时间划分

按照资料的时间划分包括既往资料和现时资料。既往资料是指与服务对象过去健康状况有关的资料,包括既往病史、治疗史、过敏史等。现时资料是指与服务对象现在发生疾病有关的状况,如现在的体温、脉搏、呼吸、血压、睡眠状况等。

护理人员在收集资料时,需要将既往资料和现时资料结合起来分析。

(四)收集资料的方法

1.观察

观察是指护理人员运用视、触、叩、听、嗅等感官获得患者、家属及患者所处环境的信息并进行分析判断,是收集有关服务对象护理资料的重要方法之一。观察贯穿在整个评估过程中,可以与交谈同时进行。护理人员应及时、敏锐、连续的对服务对象进行观察,如患者出现面容痛苦、呈强迫体位,就提示患者是否有疼痛,由此进一步询问持续时间、部位、性质等。观察作为一种技能,护理人员在实践中需要不断培养和锻炼,以期得到发展和提高。

2.交谈

护患之间的交谈是一种有目的的医疗活动,使护理人员获得有关患者的资料和信息。一般可分为:①正式交谈,是指事先通知患者,有目的、有计划的交谈,如入院后的采集病史。②非正式交谈:是指护理人员在日常护理工作中与患者随意自然的交谈,不明确目的,不规定主题、时间,是一种"开放式交流",以便及时了解服务对象的真实想法和心理反应。交谈时护理人员应注意沟通技巧的运用,对一些敏感性话题应注意保护患者的隐私。

3.护理体检

护理人员运用体检技能,为护理对象进行系统的身体评估,获取与护理有关的生命体征、身高、体重等,以便收集与护理诊断、护理计划有关的患者方面的资料,及时了解病情变化和发现护理对象的健康问题。

4.阅读

阅读包括查阅护理对象的医疗病历(门诊和住院)、各种护理记录及实验室和辅助检查结果,及有关文献等。也可以用心理测量及评定量表对服务对象进行心理-社会评估。

二、整理资料

为了避免遗漏和疏忽相关和有价值的资料,得到完整全面的资料,常依据某个护理理论模式设计评估表格,护理人员依据表格全面评估,整理资料。

(一)按戈登(Gordon)的功能性健康型态整理分类

1.健康感知-健康管理型态

健康感知-健康管理型态指服务对象对自己健康状态的认识和维持健康的方法。

2.营养代谢型态

营养代谢型态包括食物的利用和摄入情况。如营养、液体、组织完整性、体温调节及生长发育等的需求。

3.排泄型态

排泄型态主要指肠道、膀胱及皮肤的排泄状况。

4.活动-运动型态

活动-运动型态包括运动、活动、休闲与娱乐状况。

5.睡眠-休息型态

睡眠-休息型态指睡眠、休息及精神放松的状况。

6.认知-感受型态

认知-感受型态包括与认知有关的记忆、思维、解决问题和决策及与感知有关的视、听、触、嗅等功能。

7.角色-关系型态

家庭关系、社会中角色任务及人际关系的互动情况。

8.自我感受-自我概念型态

自我感受-自我概念型态指服务对象对于自我价值与情绪状态的信念与评价。

9.性-生殖型态

性-生殖型态主要指性发育、生殖器官功能及对性的认识。

10.应对-压力耐受型态

应对-压力耐受型态指服务对象压力程度、应对与调节压力的状况。

11.价值-信念型态

价值-信念型态指服务对象的思考与行为的价值取向和信念。

(二)按马斯洛(Maslow)需要层次进行整理分类

1.生理需要

体温 39 ℃,心率 120 次/分,呼吸 32 次/分,腹痛等。

2.安全的需要

对医院环境不熟悉,夜间睡眠需开灯,手术前精神紧张,走路易摔倒等。

3.爱与归属的需要

患者害怕孤独,希望有亲友来探望等。

4.尊重与被尊重的需要

如患者说,"我现在什么事都不能干了""你们应该征求我的意见"等。

5.自我实现的需要

担心住院会影响工作、学习,有病不能实现自己的理想等。

(三)按北美护理诊断协会(NANDA)的人类反应型态分类

1.交换

交换包括营养、排泄、呼吸、循环、体温、组织的完整性等。

2.沟通

沟通主要指服务对象与人沟通交往的能力。

3.关系

关系指社交活动、角色作用和性生活型态等项目。

4.价值

价值包括个人的价值观、信念、宗教信仰、人生观及精神状况。

5.选择

选择包括个人的应对能力、判断能力及寻求健康所表现的行为。

6.移动

移动包括身体活动能力、休息、睡眠、娱乐及休闲状况,日常生活自理能力等。

7.感知

感知包括自我概念,感知和意念。

8.知识

知识包括对健康的认知能力、学习状况及思考过程。

9.感觉

感觉包括个人的舒适、情感和情绪状况。

三、分析资料

(一)检查有无遗漏

将资料进行整理分类之后,应仔细检查有无遗漏,并及时补充,以保证资料的完整性及准确性。

(二)与正常值比较

收集资料的目的在于发现护理对象的健康问题。因此,护理人员应掌握常用的正常值,将所收集到的资料与正常值进行比较,并在此基础上进行综合分析,以发现异常情况。

(三)评估危险因素

有些资料虽然目前还在正常范围,但是由于存在危险因素,若不及时采取预防措施,以后很可能会出现异常,损害服务对象的健康。因此,护理人员应及时收集资料评估这些危险因素。

护理评估通过收集服务对象的健康资料,对资料进行组织、核实和分析,确认服务对象对现存的或潜在的健康问题或生命过程的反应,为做出护理诊断和进一步制订护理计划奠定了基础。

四、资料的记录

(一)原则

书写全面、整洁、简练、流畅,客观资料运用医学术语,避免使用笼统、模糊的词,主观资料尽量引用护理对象的原话。

(二)记录格式

根据资料的分类方法,根据各医院,甚至各病区的特点自行设计,多采用表格式记录。与患者第一次见面收集到的资料记录称入院评估,要求详细、全面,是制订护理计划的依据,一般要求入院后 24 小时内完成。住院期间根据患者病情天数,每天或每班记录,反映了患者的动态变化,用以指导护理计划的制订、实施、评价和修订。

第二节 诊 断

护理诊断是护理程序的第 2 个步骤,是在评估的基础上对所收集的健康资料进行分析,从而确定服务对象的健康问题及引起健康问题的原因。护理诊断是一个人生命过程中的生理、心理-社会文化发展及精神方面健康状况或问题的一个简洁、明确的说明,这些问题都是属于护理职责范围之内,能够用护理的方法解决的问题。

一、护理诊断的概念

1990 年,北美护理诊断协会提出并通过了护理诊断的定义:护理诊断是关于个人、家庭、社区对现存或潜在的健康问题及生命过程反应的一种临床判断,是护理人员为达到预期的结果选择护理措施的基础,这些预期结果应能通过护理职能达到。

二、护理诊断的组成部分

护理诊断有 4 个组成部分:名称、定义、诊断依据和相关因素。

(一)名称

名称(label)是对服务对象健康状况的概括性的描述。应尽量使用 NANDA 认可的护理诊断名称,以有利于护理人员之间的交流和护理教学的规范。常用改变、受损、缺陷、无效或低效等特定描述语。例如,排便异常;便秘;有皮肤完整性受损的危险。

(二)定义

定义是对名称的一种清晰的、正确的表达,并以此与其他诊断相鉴别。一个诊断的成立必须符合其定义特征。有些护理诊断的名称虽然十分相似,但仍可从定义中发现彼此的差异。例如,“压力性尿失禁”的定义是“个人在腹内压增加时立即无意识地排尿的一种状态”“反射性尿失禁”的定义是“个体在没有要排泄或膀胱满胀的感觉下可以预见的不自觉地排尿的一种状态”。虽然两者都是尿失禁,但前者的原因是腹内压增高,后者的原因是无法抑制的膀胱收缩。因此,确定诊断时必须认真区别。

(三)诊断依据

诊断依据是做出护理诊断的临床判断标准。诊断依据常常是患者所具有的一组症状和体征,及有关病史,也可以是危险因素。对于潜在的护理诊断,其诊断依据则是原因本身(危险因素)。

诊断依据依其在特定诊断中的重要程度分为主要依据和次要依据。

1.主要依据

主要依据是指形成某一特定诊断所应具有的一组症状和体征及有关病史,是诊断成立的必要条件。

2.次要依据

次要依据是指在形成诊断时,多数情况下会出现的症状、体征及病史,对诊断的形成起支持作用,是诊断成立的辅助条件。

例如,便秘的主要依据是"粪便干硬,每周排大便不到 3 次",次要依据是"肠鸣音减少,自述肛门部有压力和胀满感,排大便时极度费力并感到疼痛,可触到肠内嵌塞粪块,并感觉不能排空"。

(四)相关因素

相关因素是指造成服务对象健康状况改变或引起问题产生的情况。常见的相关因素包括以下几个方面。

1.病理生理方面的因素

病理生理方面的因素指与病理生理改变有关的因素。例如,"体液过多"的相关因素可能是右心衰竭。

2.心理方面的因素

心理方面的因素指与服务对象的心理状况有关的因素。例如,"活动无耐力"可能是由疾病后服务对象处于较严重的抑郁状态引起。

3.治疗方面的因素

治疗方面的因素指与治疗措施有关的因素(用药、手术创伤等)。例如,"语言沟通障碍"的相关因素可能是使用呼吸机时行气管插管。

4.情景方面的因素

情景方面的因素指环境、情景等方面的因素(陌生环境、压力刺激等)。例如,"睡眠型态紊乱"可能与住院后环境改变有关。

5.年龄因素

年龄因素指在生长发育或成熟过程中与年龄有关的因素。如婴儿、青少年、中年、老年各有不同的生理、心理特征。

三、护理诊断与合作性问题及医疗诊断的区别

(一)合作性问题——潜在并发症

在临床护理实践中,护理人员常遇到一些无法完全包含在 NANDA 制订的护理诊断中的问题,而这些问题也确实需要护理人员提供护理措施。因此,1983 年,Lynda Juall Carpenito 提出了合作性问题的概念。她把护理人员需要解决的问题分为两类:一类经护理人员直接采取措施可以解决,属于护理诊断;另一类需要护理人员与其他健康保健人员尤其是医师共同合作解决,属于合作性问题。

合作性问题需要护理人员承担监测职责,及时发现服务对象身体并发症的发生和情况的变化,但并非所有并发症都是合作性问题。有些可通过护理措施预防和处理,属于护理诊断;只有护理人员不能预防和独立处理的并发症才是合作性问题。合作性问题的陈述方式是"潜在并发症:××××"。如"潜在并发症:脑出血"。

(二)护理诊断与合作性问题及医疗诊断的区别

1.护理诊断与合作性问题的区别

护理诊断是护理人员独立采取措施能够解决的问题;合作性问题需要医师、护理人员共同干预处理,处理决定来自医护双方。对合作性问题,护理措施的重点是监测。

2.护理诊断与医疗诊断的区别

明确护理诊断和医疗诊断的区别对区分护理和医疗两个专业、确定各自的工作范畴和应负的法律责任非常重要。两者主要区别见表1-1。

表 1-1 护理诊断与医疗诊断的区别

项目	护理诊断	医疗诊断
临床判断的对象	对个体、家庭、社会的健康问题/生命过程反应的一种临床判断	对个体病理生理变化的一种临床判断
描述的内容	描述的是个体健康问题的反应	描述的是一种疾病
决策者	护理人员	医疗人员
职责范围	在护理职责范围内进行	在医疗职责范围内进行
适应范围	适用于个体、家庭、社会的健康问题	适用于个体的疾病
数量	往往有多个	一般情况下只有一个
是否变化	随病情的变化而变化	一旦确诊则不会改变

四、护理诊断的分类方法及标准

(一)按照护理诊断或健康所处的状态来分类

可分为现存的、潜在的、健康的和综合的几种类型。

1.现存的护理诊断

现存的护理诊断是指服务对象评估时正感到的不适或存在的反应。书写时,通常将"现存的"省略。例如,"清理呼吸道无效""焦虑"即为现存的护理诊断。

2.潜在的护理诊断

潜在的护理诊断是指服务对象目前尚未发生问题,但因为有危险因素存在,若不进行预防处理就一定会发生的问题。用"有……的危险"进行描述,如"有感染的危险"即为潜在的护理诊断。

3.健康的护理诊断

健康的护理诊断描述的是个人、家庭或社区人群具有的能进一步提高健康水平的临床判断。例如,"母乳喂养有效"。

4.综合的护理诊断

综合的护理诊断是指一组由某种特定的情境或事件所引起的现存的或潜在的护理诊断。

5.可能的护理诊断

可能的护理诊断是指已有资料支持这一诊断的提出,但是目前能明确该诊断的资料尚不充分,需要进一步收集资料以确认或排除该护理诊断。

(二)确定护理诊断时究竟依据何种标准

目前,我国普遍使用的是北美护理诊断协会(NANDA)的分类体系,包括以人类反应型态的分类体系和功能性健康型态分类体系。

1.人类反应型态分类体系

护理诊断的人类反应分类体系:交换、沟通、关系、价值、选择、活动、感知、认知、感觉。

(1)交换。①营养失调,高于机体需要量;②营养失调,低于机体需要量;③营养失调:潜在高于机体需要量;④有感染的危险;⑤有体温改变的危险;⑥体温过低;⑦体温过高;⑧体温调节无效;⑨反射失调;⑩便秘;⑪感知性便秘;⑫结肠性便秘;⑬腹泻;⑭大便失禁;⑮排尿异常;⑯压迫性尿失禁;⑰反射性尿失禁;⑱急迫性尿失禁;⑲功能性尿失禁;⑳完全性尿失禁;㉑尿潴留;㉒组织灌注量改变(肾、脑、心肺、胃肠、周围血管);㉓体液过多;㉔体液不足;㉕体液不足的危险;㉖心排血量减少;㉗气体交换受损;㉘清理呼吸道无效;㉙低效性呼吸型态;㉚不能维持自主呼吸;㉛呼吸机依赖;㉜有受伤的危险;㉝有窒息的危险;㉞有外伤的危险;㉟有误吸的危险;㊱自我防护能力改变;㊲组织完整性受损;㊳口腔黏膜改变;㊴皮肤完整性受损;㊵有皮肤完整性受损的危险;㊶调节颅内压能力下降;㊷精力困扰。

(2)沟通:语言沟通障碍。

（3）关系。①社会障碍；②社交孤立；③有孤立的危险；④角色紊乱；⑤父母不称职；⑥有父母不称职的危险；⑦有父母亲子依恋改变的危险；⑧性功能障碍；⑨家庭作用改变；⑩照顾者角色障碍；⑪有照顾者角色障碍的危险；⑫家庭作用改变：酗酒；⑬父母角色冲突；⑭性生活型态改变。

（4）价值。①精神困扰；②增进精神健康：潜能性。

（5）选择。①个人应对无效；②调节障碍；③防卫性应对；④防卫性否认；⑤家庭应对无效，失去能力；⑥家庭应对无效，妥协性；⑦家庭应对，潜能性；⑧社区应对，潜能性；⑨社区应对无效；⑩遵守治疗方案无效（个人的）；⑪不合作（特定的）；⑫遵守治疗方案无效（家庭的）；⑬遵守治疗方案无效（社区的）；⑭遵守治疗方案有效（个人的）；⑮抉择冲突（特定的）；⑯寻求健康行为（特定的）。

（6）活动。①躯体移动障碍；②有周围血管神经功能障碍的危险；③有围手术期外伤的危险；④活动无耐力；⑤疲乏；⑥有活动无耐力的危险；⑦睡眠状态紊乱；⑧娱乐活动缺乏；⑨持家能力障碍；⑩保持健康的能力改变；⑪进食自理缺陷；⑫吞咽障碍；⑬母乳喂养无效；⑭母乳喂养中断；⑮母乳喂养有效；⑯婴儿吸吮方式无效；⑰沐浴/卫生自理缺陷；⑱穿戴/修饰自理障碍；⑲如厕自理缺陷；⑳生长发育改变；㉑环境改变应激综合征；㉒有婴幼儿行为紊乱的危险；㉓婴幼儿行为紊乱；㉔增进婴幼儿行为（潜能性）。

（7）感知。①自我形象紊乱；②自尊紊乱；③长期自我贬低；④情境性自我贬低；⑤自我认同紊乱；⑥感知改变（特定的）（视、听、运动、味、触、嗅）；⑦单侧感觉丧失；⑧绝望；⑨无能为力。

（8）认知。①知识缺乏（特定的）；②定向力障碍；③突发性意识模糊；④渐进性意识模糊；⑤思维过程改变；⑥记忆力障碍。

（9）感觉。①疼痛；②慢性疼痛；③功能障碍性悲哀；④预感性悲哀；⑤有暴力行为的危险：对自己或对他人；⑥有自伤的危险；⑦创伤后反应；⑧强奸创伤综合征；⑨强奸创伤综合征：复合性反应；⑩强奸创伤综合征：沉默性反应；⑪焦虑；⑫恐惧。

2.功能性健康型态分类体系

（1）健康感知-健康管理型态：①生长发育异常；②有生长异常的危险；③健康维护能力异常；④外科手术后恢复延迟；⑤寻求健康行为；⑥个人执行治疗计划无效；⑦社区执行治疗计划不当/无效；⑧家庭执行治疗计划不当/无效；⑨不合作；⑩有遭受损伤的危险；⑪有窒息的危险；⑫有中毒的危险；⑬有外伤的危险；⑭有围手术期体位性损伤的危险。

（2）营养-代谢型态：①有体温改变的危险；②体温过低；③体温过高；④体温调节无效；⑤体液不足；⑥体液过多；⑦有体液不平衡的倾向；⑧有感染的危险；⑨有感染他人的危险；⑩乳胶变态反应；⑪有乳胶变态反应的危险；⑫营养改变：低于机体需要量；⑬母乳喂养有效；⑭母乳喂养无效/不当；⑮母乳喂养中断；⑯出牙异常；⑰婴儿喂养不当/无效；⑱吞咽困难；⑲营养改变：高于机体需要量；⑳营养改变：有高于机体需要量的危险；㉑保护能力改变；㉒口腔黏膜异常；㉓皮肤完整性受损。

（3）排泄型态：①排便异常；②便秘；③有便秘的危险；④感知性便秘；⑤腹泻；⑥排便失禁；⑦排尿型态改变；⑧尿潴留；⑨完全性尿失禁；⑩反射性尿失禁；⑪急迫性尿失禁；⑫有急迫性尿失禁的危险；⑬压力性尿失禁；⑭功能性尿失禁；⑮成熟性遗尿。

（4）活动-运动型态：①活动无耐力；②适应能力下降：颅内的；③心排血量减少；④废用综合征；⑤娱乐活动缺乏；⑥持家能力障碍；⑦婴儿行为紊乱；⑧有婴儿行为紊乱的危险；⑨躯体移动障碍；⑩床上活动障碍；⑪步行活动障碍；⑫借助于轮椅活动障碍；⑬轮椅转移能力障碍；⑭有周围神经血管功能障碍的危险；⑮有呼吸功能异常的危险；⑯功能障碍性脱离呼吸机的危险；⑰清理呼吸道无效；⑱低效性呼吸型态；⑲气体交换受损；⑳不能维持自主呼吸；㉑自理缺陷综合征：特定的（使用器具、进食、沐浴、卫生、穿衣、修饰）；㉒组织灌注量改变（肾、脑、心、肺、胃肠、外周神经）。

（5）睡眠-休息型态：①睡眠型态紊乱；②睡眠剥夺。

（6）认知-感知型态：①不舒适；②疼痛；③急性疼痛；④慢性疼痛；⑤恶心；⑥意识模糊/错乱；⑦急性意识模糊/错乱；⑧慢性意识模糊/错乱；⑨决策冲突；⑩反射失调；⑪有自主反射失调的危险；⑫环境解析障碍综合征；⑬知识缺乏：特定的；⑭有误吸的危险；⑮感知改变（特定的）：（视、听、触、味、嗅、动觉）；⑯思维过程异常；⑰记忆受损；⑱忽略单侧身体。

（7）自我认识-自我概念型态：①焦虑；②对死亡的恐惧；③疲乏；④恐惧；⑤绝望；⑥无能为力感；⑦自我形象紊乱；⑧自我认同紊乱；⑨自尊紊乱；⑩长期自尊低下；⑪情境性自尊低下。

（8）角色-关系型态：①沟通障碍；②语言沟通障碍；③家庭运作改变/异常；④家庭运作异常：酗酒；⑤悲伤；⑥预期性悲哀；⑦功能障碍性悲伤；⑧经常性悲伤；⑨有孤独的危险；⑩有亲子依附关系异常的危险；⑪父母不称职；⑫亲职角色冲突；⑬角色紊乱；⑭社交障碍；⑮社交孤立。

(9)性-生殖型态:①性功能障碍;②性生活改变。

(10)应对-应激耐受型态:①调节障碍;②照顾者角色困难;③个人应对能力失调;④防卫性应对;⑤否认性应对;⑥否认性应对失调;⑦家庭应对无效:无能性;⑧家庭妥协性应对能力失调;⑨家庭有潜力增强应对能力社区应对能力失调;⑩社区有潜力增强应对能力;⑪能量场紊乱;⑫创伤后反应;⑬强暴后创伤综合征;⑭有创伤后综合征的危险;⑮迁居压力综合征;⑯有自我伤害的危险;⑰有自虐的危险;⑱有自残的危险;⑲有自杀的危险;⑳有暴力行为的危险。

(11)价值-信念型态:①精神困扰;②有精神困扰的危险;③有潜力增强精神安适。

五、护理诊断的形成

护理诊断是针对护理评估整理的资料进行分析,与标准进行比较、判断,初步提出问题并进行分析,将符合护理诊断定义、属于护理职责范围、能用护理方法解决或缓解的问题列出。形成过程包括3个步骤:①分析资料;②确认健康问题、危险因素和服务对象的需求;③形成护理诊断(见表1-2)。

表 1-2　某护理对象护理诊断形成的过程

临床资料	与标准比较、分析、判断	形成护理诊断
体温 40 ℃	高于正常	体温过高
心率 108 次/分	高于正常	
WBC:$15×10^9$/L	高于正常	
皮肤潮红、大汗、咳嗽、口渴、头晕、头痛等	可能感染、发热的表现	
住院两天,早餐均未进食,午餐连续喝一碗汤,晚餐进食半碗白米稀饭	不足以供应身体需要的营养	营养摄取低于机体需要量
(男)身高 175 cm,体重 50.2 kg	体重过轻	
走到厕所需靠墙休息数次	可能是活动耐力降低	活动无耐力

六、护理诊断的陈述

戈登主张护理诊断的陈述应包括三部分:健康问题、症状或体征和原因。

(一)健康问题

健康问题包括服务对象现存的和潜在的健康问题。

(二)症状或体征

症状或体征是指与健康问题有关的症状或体征。临床症状或体征往往提示服务对象有健康问题存在。例如,急性心肌梗死时心前区疼痛是此人健康问题的重要特征。

(三)原因

原因是指影响服务对象健康状况的直接因素、促发因素或危险因素。疾病的原因往往是比较明确的,而健康问题的原因往往因人而异,如失眠,其原因可能有焦虑、饥饿、环境改变、体位不舒适等,而且不同的疾病可能有相同的健康问题。

一个完整的护理诊断通常由三部分构成,即健康问题、原因及症状或体征,又称 PES 公式。例如,营养失调:高于机体需要量(P);肥胖(S);与进食过多有关(E);排便异常(P);便秘(S),与生活方式改变有关(E)。但目前临床上趋向于将护理诊断简化为两部分,即:P+E 或 S+E。例如,①皮肤完整性受损(P):与局部组织长期受压有关(E);②便秘(S):与生活方式改变有关(E)。

无论三部分陈述还是两部分陈述,原因的陈述不可或缺,只有明确原因才能为制订护理计划指明方向,而且原因的陈述常用"与……有关"来连接,准确表述健康问题与原因之间的关系,有助于护理人员确定该诊断是否成立。

七、陈述护理诊断的注意事项

(一)名称清楚

护理诊断所列名称应明确、简单易懂。

(二)护理诊断并非医疗诊断

应是由护理措施能够解决的问题。

(三)勿将医学诊断当作导致问题的相关因素

如"潜在性皮肤受损:与糖尿病有关"。

(四)勿将护理对象的症状或体征当作问题

如"尿少:与水的摄入不足有关"。

(五)勿将护理诊断的问题与相关因素相混淆

如"糖尿病知识不足:与缺乏糖尿病知识有关"。

(六)全面诊断

列出的护理诊断应贯彻整体的观点,做全面地诊断。故一个患者可有多个护理诊断,并随病情发展而变化。

（七）避免做出带有价值判断的护理诊断

如"卫生不良：与懒惰有关""社交障碍：与缺乏道德有关"。

（八）避免使用可能引起法律纠纷的语句

如"有受伤的危险：与护理人员未加床挡有关"。

护理诊断对服务对象的健康状况进行了准确的描述，界定了护理工作的范畴，指出了护理的方向，为护理计划的制订提供了依据。

第三节　计　　划

护理计划是护理程序的第 3 个步骤，是制订护理对策的过程。护理人员在评估及诊断的基础上，对患者的健康问题、护理目标及护理人员所要采取的护理措施的一种书面说明，通过护理计划，可以使护理活动有组织、有系统地满足患者的具体需要。

一、护理计划的种类

护理计划从与服务对象刚接触开始，直到因服务对象离开医疗机构终止护患关系而结束。计划的类型可分为入院护理计划、住院护理计划和出院护理计划。

（一）入院护理计划

入院护理计划指护理人员经入院评估后制订的综合护理计划。评估资料不仅来源于书面数据，而且来源于服务对象的身体语言和直觉信息。由于住院期有逐渐缩短的趋势，因此计划应在入院评估后尽早开始，并根据情况及时修改。

（二）住院护理计划

护理人员根据获取的新评估资料和服务对象对护理的反应，制订较入院计划更为个体化的住院护理计划。住院护理计划也可在护理人员接班后制订，主要确定本班为服务对象所提供的护理项目。根据住院评估资料，护理人员每天制订护理计划，以达到以下目的：①确定服务对象的健康状况是否发生改变。②排列本班护理活动的优先顺序。③决定本班需要解决的核心问题。④协调护理活动，通过一次护理活动解决服务对象多个问题。

(三)出院护理计划

随着平均住院期的缩短,患者出院后仍然需要护理。因此,出院护理计划是总体护理计划的重要组成部分。有效出院护理计划的制订从第 1 次与服务对象接触开始,护理人员以全面而及时的满足服务对象需要的信息为基础,根据服务对象住院和出院时的评估资料,推测如何满足服务对象出院后的需要而制订。

二、护理计划的过程

护理计划包括四方面的内容:①排列护理诊断的顺序;②制订预期目标;③制订护理措施;④书写护理计划。

(一)排列护理诊断的顺序

由于护理诊断往往不只是一个,因此,在拟定计划时首先应明确处理护理诊断提出问题的先后次序。一般对护理诊断的排序按首优、中优、次优进行排列,分出轻重缓急,先解决主要问题或以主要问题为重点,再依次解决所有问题,做到有条不紊。

1.首优问题

涉及的问题是直接威胁生命,需要立即采取行动予以解决的问题。如心排血量减少、气体交换受损、清理呼吸道无效、不能维持自主呼吸、严重体液不足、组织灌流量改变等问题。

2.中优问题

涉及的问题不直接威胁生命,但对护理对象的身心造成痛苦并严重影响健康的问题。如急性疼痛、组织或皮肤完整性受损、体温过高、睡眠型态紊乱、有受伤的危险、有感染的危险、焦虑、恐惧等。

3.次优问题

涉及的问题需要护理人员的少量支持就可以解决或可以考虑暂时放后面的问题,虽然不如生理需要和安全需要问题迫切,但并非不重要,同样需要护理人员给予帮助,使问题得到解决,以便对象达到最佳健康状态。如社交孤立、家庭作用改变、角色冲突、精神困扰等。

首优、中优、次优的顺序在护理的过程中不是固定不变的,随着病情的变化,威胁生命的问题得以解决,生理需要获得一定程度的满足后,中优或次优的问题可以上升为"首优问题"。

(二)排列护理诊断顺序应遵循的原则

1.结合护理理论模式

常用的有马斯洛的人类基本需要层次论。先考虑满足基本生活的需要,再考虑高水平的需要。即将对生理功能平衡状态威胁最大的问题排在最前面。如对氧气的需要优先于对水的需要,对水的需要优先于对食物的需要。

2.紧急情况

危及生命的问题始终摆在护理行动的首位。

3.与治疗计划相一致

要考虑不与医疗措施相抵触。

4.取得护理对象的信任与合作

注重服务对象的个人需求,尊重护理对象的意愿,共同讨论达成一致,即服务对象认为最为迫切的问题,如果与治疗、护理原则无冲突,可考虑优先解决。

5.尊重服务对象的健康价值观和信仰

根据服务对象的健康价值观和信仰排列护理诊断顺序。

6.考虑设备资源及所需的时间

一定要考虑在现有的条件下能否实施,否则计划形同虚设,措施无法实施,问题也就得不到解决。

7.潜在的问题要全面评估

一般认为现存问题应优先解决,但有时潜在的和需协同处理的问题并非首优问题,有时后者比前者更重要。护理人员应根据理论知识和临床经验对潜在的问题全面评估。例如,大面积烧伤处于休克期时,有体液不足的危险,如果不及时预防,就会危及服务对象生命,应列为首优问题。

(三)制订预期目标

预期目标也称预期结果,是期望的护理结果。指在护理措施实施之后,期望能够达到的健康状态或行为的改变,其目的是为制订的护理措施提供方向及为护理效果评价提供标准。

1.分类

根据实现目标所需的时间分为短期目标和长期目标。

(1)短期目标:是指在较短的时间内(几天、几小时)能够达到的目标,适合于住院时间较短、病情变化快者。例如,"3天后,服务对象下床行走50 m""用药2小时后服务对象自述疼痛消失"等都是短期目标。

(2)长期目标:是指需要相对较长时间(数周、数月)才能够达到的目标。可以分为两类。

一类是需要护理人员针对一个长期存在的问题采取连续性行动才能达到的长期目标。例如,一个长期卧床的服务对象需要护理人员在整个卧床期间给予精心的皮肤护理以预防发生压疮,长期目标可以描述为"卧床期间皮肤完整无破损"。

另一类是需要一系列短期目标的实现才能达到的长期目标。例如,"半年内体重减轻12 kg",最好通过一系列短期目标来实现,可以定为"每周体重减轻0.5 kg"。短期目标的实现使人看到进步,增强实现长期目标的信心。

2.陈述

目标的陈述方式:主语+谓语+行为标准+条件状语。

(1)主语:是指服务对象或服务对象的一部分或与服务对象有关的因素。如护理对象的血压、脉搏、体重等。主语为护理对象本人时可以省略。

(2)谓语:是指主语将要完成且能被观察到的行为,用行为动词陈述。如说明、解释、走、喝等。

(3)行为标准:是指主语完成该行为将要达到的程度。如时间、距离、速度、次数、重量、计量单位(个、件等)、容量等。

(4)条件状语:是指服务对象完成该行为所必须具备的条件状况,即在什么样的条件下达到目标,并非所有目标陈述都包括此项。如在护理人员的帮助下、在学习后、在凭借扶手后等。

3.制订预期目标的注意事项

(1)目标应以服务对象为中心:目标陈述的是服务对象的行为,而非护理活动本身。目标应说明服务对象将要做什么、怎么做、什么时候做、做到什么程度,而不是描述护理人员的行为或护理人员采取的护理措施。

(2)目标应切实可行:既应在护理对象的能力范围之内,又要能激发服务对象的能动性,且与医疗条件相匹配。

(3)目标应有明确的针对性:一个预期目标只能针对一个护理诊断,一个护理诊断可有多个预期目标。

(4)目标应具体:预期目标应是可观察、可测量的,避免使用含糊不清、不明确的词,如活动适量、饮酒量减少等,不易被观察和测量,难以进行评价。

(5)目标应有时间限制:预期目标应注明具体时间。如3天后,2小时内、出院时等,为确定何时评价提供依据。

(6)目标必须有据可依:护理人员应根据医学、护理知识、个人临床经验及服务对象的实际情况制订目标,以保证目标的可行性。

(7)关于潜在并发症的目标:潜在并发症是合作性问题,仅通过护理往往无法阻止,护理人员只能监测并发症的发生与发展。因此,潜在并发症的目标可这样书写:并发症被及时发现并得到及时处理。

(四)制订护理措施

护理措施是指有助于实现预期目标的护理活动及其具体实施方法。护理措施的制订必须围绕已明确的护理诊断和拟定的护理目标,针对护理诊断提出的原因,结合服务对象的具体情况,运用护理知识和经验做出决策。

1.护理措施的分类

(1)独立性护理措施:是指护理人员运用护理知识和技能可独立完成的护理活动,即护嘱。

(2)合作性护理措施:是指护理人员与其他医务人员共同合作完成的护理活动。例如,与营养师一起制订符合服务对象病情的饮食计划。

(3)依赖性护理措施:是指护理人员执行医嘱的护理活动。例如,给药。然而护理人员不是盲目地执行医嘱,应能够判别医嘱的正确与否。

2.制订护理措施的原则

(1)护理措施必须具有一定的理论依据,应保证护理对象安全。

(2)护理措施针对护理诊断提出的原因而制订,其目的是达到预期的护理目标。

(3)应用现有资源,护理措施切实可行、因人而异,与个体情况相适应,与护理对象的价值观和信仰不相违背。

(4)与其他医务人员的处理方法不冲突,相辅相成。

(5)护理措施的描述应准确、明了。一项完整的护理措施应包括日期、具体做什么、怎样做、执行时间和签名。

(6)鼓励服务对象参与制订护理措施,保证护理措施的最佳效果。

(五)护理计划的书写

护理计划的书写就是将已明确的护理诊断、目标、措施书写成文,以便指导和评价护理活动。各个医疗机构护理计划的书写格式不尽相同,一般都有护理诊断、预期目标、护理措施和评价 4 个栏目。

书写时注意应用标准医学术语,包括护理活动的合作者,包括出院和家庭护理的内容,制订日期和责任护士都要书写完整。

标准护理计划的出现,简化了护理计划的书写工作。标准护理计划是根据临床经验。推测出在一个特定的护理诊断或健康状态下,服务对象所具有的共同的护理需要,根据需要预先印刷好的护理计划表格。护理人员只需在一系列护理诊断中勾画出与服务对象有关的护理诊断,按标准计划去执行。对于标准护理计划上没有列出,而服务对象却具备的护理诊断,须按护理计划格式填写附加护理计划单,补充服务对象特殊的护理诊断、预期目标、护理措施和评价。

随着计算机在病历管理中的应用,护理计划也逐渐趋向计算机化。标准护理计划被输入存储器后,护理人员可以随时调阅标准护理计划或符合服务对象实际情况的护理计划。制订某服务对象具体的护理计划,步骤如下:①将护理评估资料输入计算机,计算机将会显示相应的护理诊断。②选定护理诊断后,计算机即可显示与护理诊断相对应的原因,预期目标。③在出现预期目标后,计算机即提示可行的护理措施。④选择护理措施,制订出一份个体化的护理计划。⑤打印护理计划。

护理计划明确了服务对象健康问题的轻重缓急及护理工作的重点,确定了护理工作的目标,制订了实现预期目标的护理措施,为护理人员解决服务对象健康问题,满足服务对象健康需要的护理活动提供了行动指南。

第四节　实　　施

护理实施是护理程序的第 4 个步骤,是将护理计划付诸实施的过程。通过实施,可以解决护理问题,并可以验证护理措施是否切实可行。其工作内容包括实施措施、写出记录、继续收集资料。这一步不仅要求护理人员具备丰富的专业知识,还要具备熟练的操作技能和良好的人际沟通能力,才能保证患者得到高质量的护理。

一、实施的过程

(一)实施前思考

要求护理人员在护理实施前思考以下问题。

1.做什么

回顾已制订好的护理计划,保证计划内容是合适的、科学的、安全的、符合患者目前情况。然后,组织所要实施的护理措施。这样一次接触患者时可以根据计划有顺序地执行数个护理措施。

2.谁去做

确定哪些护理措施是护理人员自己做,哪些是由辅助护理人员执行,哪些是由其他医务人员共同完成,需要多少人。一旦护理人员为患者制订好了护理计划,计划可由下列几种人员完成:①护理人员本人,由制订护理计划的护理人员将计划付诸行动。②其他医务人员:包括其他护理人员、医师和营养师。③患者及其家属:有些护理措施,需要患者及其家属参与或直接完成。

3.怎么做

实施时将采取哪些技术和技巧,并回顾技术操作、仪器操作的过程。如果需要运用沟通交流,则应考虑在沟通中可能遇到的问题,可以使用的沟通技巧。

4.何时做

根据患者的具体情况、健康状态,选择执行护理措施的时间。

(二)实施过程

1.落实

将所计划的护理活动加以组织,任务落实。

2.执行

执行医嘱,保持医疗和护理有机结合。

3.解答

解答服务对象及家属的咨询问题。

4.评价

及时评价实施的质量、效果,观察病情,处理突发急症。

5.收集资料

继续收集资料,及时、准确地完成护理记录,不断补充和修正护理计划。

6.协作

与其他医务人员保持良好关系,做好交班工作。

二、实施护理计划的常用方法

(一)提供专业护理

护理人员运用各种相应的护理技巧来执行护理计划,直接给护理对象提供护理服务。

(二)管理

将护理计划的先后次序进行安排、排序,并委托其他护理人员、其他人员执行护理措施,使护理活动能够最大限度地发挥护理人员的作用,使患者最大程度地受益。

(三)健康教育

对患者及其家属进行疾病的预防、治疗、护理等方面的知识教育。

(四)咨询指导

提供有助于患者健康的信息,指导患者进行自我护理或家属、辅助护理人员对患者的护理。

(五)记录

记录护理计划的执行情况。

(六)报告

及时向医师报告患者出现的身心反应、病情的进展情况。

三、护理实施的记录

护理记录是护理实施阶段的重要内容,是交流护理活动的重要形式。做好护理记录可以保存重要资料,为下一步治疗护理提供可靠依据。护理记录要求及时、准确、可靠地反映患者的健康问题及其进展状况;描述确切客观、简明扼要、重点突出;体现动态性和连续性。

(一)护理记录的内容

护理记录的主要内容包括实施护理措施后服务对象、家属的反应及护理人员观察到的效果,服务对象出现的新的健康问题与病情变化,所采取的临时性治疗、护理措施,服务对象的身心需要及其满足情况,各种症状、体征,器官功能的评价,服务对象的心理状态等。

(二)护理记录的方法

护理文件记录与护理程序的实施同样重要。护理管理者提倡在临床实践中使用具体而统一的护理实践及程序表格,护理人员只需记录护理中所遇到的特殊问题。然而,这种方法有一定的法律争议,认为如果在表格中没有相应的记录,就证明护理人员没有做相应的工作。因此,医院及其他的健康机构要求护理人员认真、详细、完整地记录护理过程。

　　临床护理记录的方式很多,目前在以患者为中心的整体护理实践中,多采用PIO护理记录格式,这是一种简明而又能体现护理程序的记录法(见图1-1)。

科别____　病区____　床号____　姓名____　年龄____　住院号____

日期	护理诊断/问题(P)	护理目标(G)	护理措施(I)	签名	护理评价(O)	日期/签名

图1-1　护理病程记录单

　　P(problem,问题):指护理诊断或护理问题。I(intervention,措施):是针对患者的问题进行的护理活动。O(outcome,结果):护理措施完成后的结果。

　　在护理实践中,护理人员需准确及时记录护理程序的实施过程,我国护理界也根据有关法律规定及护理专业组织的具体要求建立相应的记录标准。在执行护理措施的过程中,需要随时观察,继续收集资料,评估服务对象的变化,以便根据服务对象的动态变化修改护理计划。

　　护理实施是落实护理计划的实际行动,计划实施以后服务对象的健康状况是否达到了预期结果,下一步的护理活动应如何进行,还需要通过护理评价来完成。

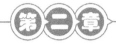

临床基础护理操作技术

第一节　无菌操作技术

无菌技术是医疗护理操作中防止发生感染和交叉感染的一项重要的基本操作,执行无菌技术可以减少以至杜绝患者因诊断、治疗和护理所引起的意外感染。因此,医务人员必须加强无菌操作的观念,正确熟练地掌握无菌技术,严密遵守操作规程,以保证患者的安全,防止医源性感染。

一、相关概念

(一)无菌技术

无菌技术指在医疗、护理操作过程中防止一切微生物侵入人体和防止无菌物品、无菌区域被污染的操作技术。

(二)无菌物品

无菌物品指经过物理或化学方法灭菌后保持无菌状态的物品。

(三)非无菌区

非无菌区指未经过灭菌处理或虽经过灭菌处理但又被污染的区域。

二、无菌技术操作原则

(一)环境清洁

操作区域要宽敞,无菌操作前 30 分钟通风,停止清扫工作,减少走动,防止尘埃飞扬。

(二)工作人员准备

修剪指甲,洗手,戴好帽子,口罩(4～8 小时更换,一次性的少于 4 小时更换)必要时穿无菌衣,戴无菌手套。

(三)物品妥善保管

(1)无菌物品与非无菌物品应分别放置。

(2)无菌物品须存放在无菌容器或无菌包内。

(3)无菌包外注明品名、时间,按有效期先后安放。

(4)未被污染下保存期7～14天。

(5)过期或受潮均应重新灭菌。

(四)取无菌物应注意

(1)面向无菌区域,用无菌钳钳取,手臂须保持在腰部水平以上,注意不可跨越无菌区。

(2)无菌物品一经取出,即使未使用,也不可放回。

(3)未经消毒的用物不可触及无菌物品。

(五)操作时要保持无菌

不可面对无菌区讲话,咳嗽,打喷嚏,疑有无菌物品被污染,不可使用。

(六)一人一物

一套无菌物品,仅供一人使用,防止交叉感染。

三、无菌技术基本操作

无菌技术及操作规程是根据科学原则制订的,任何一个环节都不可违反,每个医务人员都必须遵守,以保证患者的安全。

(一)取用无菌物持钳法

使用无菌物持钳取用和传递无菌物品,以维持无菌物品及无菌区的无菌状态。

1.类别

见图2-1。

(1)三叉钳:夹取较重物品,如盆、盒、瓶、罐等,不能夹取细的物品。

(2)卵圆钳:夹取镊、剪、刀、治疗碗及盘等,不能夹取较重物品。

(3)镊子:夹取棉球、棉签、针、注射器等。

2.无菌持物钳(镊)的使用法

(1)无菌持物钳(镊)应浸泡在盛有消毒溶液的无菌广口容器内,液面需超过轴节以上2～3 cm或镊子1/2处。容器底部应垫无菌纱布,容器口上加盖。

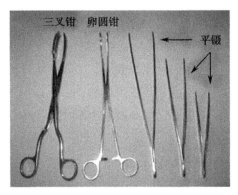

图 2-1　无菌持物钳(镊)类别

每个容器内只能放一把无菌持物钳(镊)(图 2-2)。

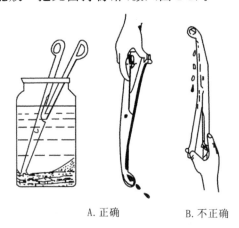

A.正确　　　　　B.不正确

图 2-2　无菌持物钳(镊)的使用

(2)取放无菌持物钳(镊)时,尖端闭合,不可触及容器口缘及溶液面以上的容器内壁。手指不可触摸浸泡部位。使用时保持尖端向下,不可倒转向上,以免消毒液倒流污染尖端。用后立即放回容器内,并将轴节打开。如取远处无菌物品时,无菌持物钳(镊)应连同容器移至无菌物品旁使用。

(3)无菌持物钳(镊)不能触碰未经灭菌的物品,也不可用于换药或消毒皮肤。如被污染或可疑污染时,应重新消毒灭菌。

(4)无菌持物钳(镊)及其浸泡容器,每周消毒灭菌 1 次,并更换消毒溶液及纱布。外科病室每周2次,手术室,门诊换药室或其他使用较多的部门,应每天灭菌 1 次。

(5)不能用无菌持物钳夹取油纱布,因粘于钳端的油污可形成保护层,影响消毒液渗透而降低消毒效果。

(二)无菌容器的使用法

无菌容器用以保存无菌物品,使其处于无菌状态以备使用(图 2-3,图 2-4)。

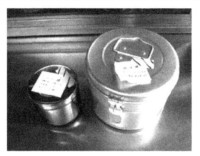

图 2-3 无菌容器

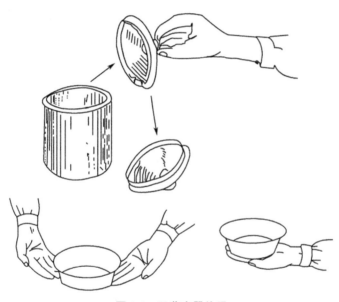

图 2-4 无菌容器使用

(1)取无菌容器内的物品,打开时将盖内面(无菌面)向上置于稳妥处或内面向下拿在手中,手不可触及容器壁的内面,取后即将容器盖盖严,避免容器内无菌物品在空气中暴露过久。

(2)无菌容器应托住容器底部,手指不可触及容器边缘及内面。

(三)取用无菌溶液法

目的是维持无菌溶液在无菌状态下使用。

1.核对

药名、剂量、浓度、有效期。

2.检查

有无裂缝、瓶盖有无松动、溶液的澄清度、质量。

3.倒用密封瓶溶液法

擦净瓶外灰尘,用启瓶器撬开铝盖,用双手拇指将橡胶塞边缘向上翻起,再用示指和中指套住橡胶塞拉出,先倒出少量溶液冲洗瓶口,倒液时标签朝上,倒后立即将橡胶塞塞好,常规消毒后将塞翻下,记录开瓶日期、时间,有效期24小时,不可将无菌物品或非无菌物品伸入无菌溶液内蘸取或直接接触瓶口倒液,以免污染瓶内的溶液,已倒出的溶液不可再倒回瓶内。

4.倒用烧瓶液法

先检查后解系带,倒液同密封法。

(四)无菌包使用法

目的是保持无菌包内无菌物品处于无菌状态,以备使用。

1.包扎法

将物品放在包布中央,最后一角折盖后用化学指示胶带粘贴,封包胶带上可书写记录,或用带包扎"＋"。

2.开包法

三查:名称、日期、化学指示胶带。

撕开粘贴或解开系带,系带卷放在包布边下,先外角再两角,后内角,注意手不可触及内面,放在事先备好的无菌区域内,将包布按原折痕包起,将带以"一"字形包扎,记录,24 小时有效(图 2-5)。

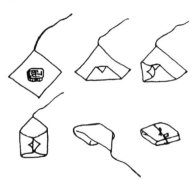

图 2-5　无菌包的使用

3.小包打开法

托在手上打开,另一手将包布四角抓住,稳妥地将包内物品放入无菌区域内。

4.一次性无菌物品开包法

注射器或输液条,敷料或导管。

(五)铺无菌盘法

目的是维持无菌物品处于无菌状态,以备使用。

将无菌治疗巾铺在清洁、干燥的治疗盘内,使其内面为无菌区,可放置无菌物品,以供治疗和护理操作使用。有效期限不超过 4 小时(图 2-6)。

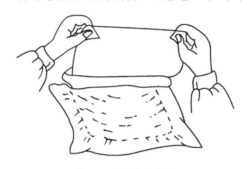

图 2-6 无菌巾铺法

(1)无菌治疗巾的折叠法 将双层棉布治疗巾横折 2 次,再向内对折,将开口边分别向外翻折对齐。

(2)无菌治疗巾的铺法 手持治疗巾两开口外角呈双层展开,由远端向近端铺于治疗盘内。两手捏住治疗巾上层下边两外角向上呈扇形折叠 3 层,内面向外。

(3)取所需无菌物品放入无菌区内,覆盖上层无菌巾,使上、下层边缘对齐,多余部分向上反折。

(六)戴、脱无菌手套法

目的是防止患者在手术与治疗过程中受到感染,处理无菌物品过程中确保物品无菌(图 2-7)。

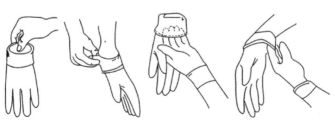

图 2-7 戴脱无菌手套

(1)洗净擦干双手,核对号码及日期。

(2)打开手套袋,取出滑石粉擦双手。

(3)掀起手套袋开口处,取出手套,对准戴上。

(4)双手调手套位置,扣套在工作衣袖外面。

(5)脱手套,外面翻转脱下。

(6)注意:①未戴手套的手不可触及手套的外面。②已戴手套的手不可触及未戴手套的手或另一手套内面。③发现手套有破洞立即更换。

(七)取用消毒棉签法

目的是保持无菌棉签处于无菌状态下使用。

1.无菌棉签使用法

(1)检查棉签有效作用期及包装的完整程度,有破损时不能使用。

(2)左手握棉签棍端,右手捏住塑料包装袋上部,依靠棉棍的支撑向后稍用力撕开前面的包装袋。

(3)将包装袋抽后折盖左手示指,以中指压住。

(4)右手拇指顶出所用棉签并取出。

2.复合碘医用消毒棉签使用法

(1)取复合碘医用消毒棉签1包,检查有效期,注明开启时间。

(2)将包内消毒棉签推至包的右下端,并分离1根留置包内左侧。

(3)左手拇、示指持复合碘医用消毒棉签包的窗口缘,右手拇指、示指捏住窗翼,揭开窗口。

(4)将窗翼拉向右下方,以左手拇指按压窗翼,固定窗盖。

(5)右手从包的后方将包左上角向后反折,夹于左手示指与中指之间,露出棉签手柄部。

(6)以右手取出棉签。

(7)松开左手拇指和中指,拇指顺势将窗口封好,放回盘内备用。

第二节　休息与睡眠护理

休息与睡眠是人类最基本的生理需要。良好的休息和睡眠如同充分的营养和适度的运动一样,对保持和促进健康起着重要作用。作为护士,必须了解睡眠的分期、影响睡眠的因素及患者的睡眠习惯,切实解决患者的睡眠问题,帮助患者达到可能的最佳睡眠状态。

一、休息

休息是指在一段时间内,通过相对地减少机体活动,使身心放松,处于一种没有紧张和焦虑的松弛状态。休息包括身体和心理两方面的放松,通过休息,可以减轻疲劳和缓解精神紧张。

(一)休息的意义和方式

1.休息的意义

对健康人来说,充足的休息是维持机体身心健康的必要条件;对患者来说,充足的休息是促进疾病康复的重要措施。休息对维护健康具有重要的意义,具体表现为:①休息可以减轻或消除疲劳,缓解精神紧张和压力。②休息可以维持机体生理调节的规律性。③休息可以促进机体正常的生长发育。④休息可以减少能量的消耗。⑤休息可以促进蛋白质的合成及组织修复。

2.休息的方式

休息的方式是因人而异的,取决于个体的年龄、健康状况、工作性质和生活方式等因素。对不同的人而言,休息有着不同的含义。例如,对从事脑力劳动的人而言,他的休息方式可以是散步、打球、游泳等;而对于从事这些活动的运动员来讲,他的休息反而是读书、看报、听音乐。无论采取何种方式,只要达到缓解疲劳、减轻压力、促进身心舒适和精力恢复的目的,就是有效的休息。在休息的各种形式中,睡眠是最常见也是最重要的一种。

(二)休息的条件

要想得到充足的休息,应满足以下 3 个条件,即充足的睡眠、生理上的舒适和心理上的放松。

1.充足的睡眠

休息的最基本的先决条件是充足的睡眠。充足的睡眠可以促进个体精力和体力的恢复。虽然每个人所需要的睡眠时间有较大的区别,但都有最低限度的睡眠时数,满足了一定的睡眠时数,才能得到充足的休息。护理人员要尽量使患者有足够的睡眠时间和建立良好的睡眠习惯。

2.生理上的舒适

生理上的舒适也就是身体放松,是保证有效休息的前提。因此,在休息之前必须将患者身体上的不适降至最低程度。护理人员应为患者提供各种舒适服务,包括祛除或控制疼痛、提供舒适的体位或姿势、协助患者搞好个人卫生、保持适宜的温湿度、调节睡眠时所需要的光线等。

3.心理上的放松

要得到良好的休息,必须有效地控制和减少紧张和焦虑,心理上才能得到放松。患者由于生病、住院时个体无法满足社会上、职业上或个人角色在义务上的需要,加之住院时对医院环境及医务人员感到陌生,对自身疾病的担忧等,患者常常会出现紧张和焦虑。因此,护理人员应耐心与患者沟通,恰当地运用其知识和技能,提供及时、准确的服务,尽量满足患者的各种需要,才能帮助患者减少紧张和焦虑。

二、睡眠

睡眠是各种休息中最自然、最重要的方式。人的一生中有 1/3 的时间要用在睡眠上。任何人都需要睡眠,通过睡眠可以使人的精力和体力得到恢复,可以保持良好的觉醒状态,这样人才能精力充沛地从事劳动或其他活动。睡眠对于维持人的健康,尤其是促进疾病的康复,具有重要的意义。

(一)睡眠的定义

现代医学界普遍认为睡眠是一种主动过程,是一种知觉的特殊状态。睡眠时,人脑并没有停止工作,只是换了模式,虽然对周围环境的反应能力降低,但并未完全消失。通过睡眠,人的精力和体力得到恢复,睡眠后可保持良好的觉醒状态。

由此,可将睡眠定义为周期性发生的持续一定时间的知觉的特殊状态,具有不同的时相,睡眠时可相对地不做出反应。

(二)睡眠原理

睡眠是与较长时间的觉醒交替循环的生理过程。目前认为,睡眠由睡眠中枢控制。睡眠中枢位于脑干尾端,它向上传导冲动,作用于大脑皮质(也称上行抑制系统),与控制觉醒状态的脑干网状结构上行激动系统的作用相拮抗,引起睡眠和脑电波同步化,从而调节睡眠与觉醒的相互转化。

(三)睡眠分期

通过脑电图(EEG)测量大脑皮质的电活动,眼电图(EOG)测量眼睛的运动,肌电图(EMG)测量肌肉的状况,发现睡眠的不同阶段脑、眼睛、肌肉的活动处于不同的水平。正常的睡眠周期可分为两个相互交替的不同时相状态,即慢波睡眠和快波睡眠。成人进入睡眠后,首先是慢波睡眠,持续 80～120 分钟后转入快波睡眠,维持 20～30 分钟后,又转入慢波睡眠。整个睡眠过程中有 4 或 5 次交替,越近睡眠的后期,快波睡眠持续时间越长。两种睡眠时相状态均可直接转为觉醒状态,但在觉醒状态下,一般只能进入慢波睡眠,而不能进入快波睡眠。

1.慢波睡眠(slow wave sleep,SWS)

脑电波呈现同步化慢波时相,伴有慢眼球运动,肌肉松弛但仍有一定张力,亦称正相睡眠(orthodox sleep,OS)或非快速眼球运动睡眠(non-rapid eye movement sleep,NREM sleep)。在这段睡眠期间,大脑的活动下降到最低,使得人体能够得到完全的舒缓。此阶段又可分为 4 期。

(1)第Ⅰ期:为入睡期。第Ⅰ期是所有睡眠时相中睡得最浅的一期,常被认为是清醒与睡眠的过渡阶段,仅维持几分钟,很容易被唤醒。此期眼球有着缓慢的运动,生理活动开始减少,同时生命体征和新陈代谢逐渐减缓,在此阶段的人们仍然认为自己是清醒的。

(2)第Ⅱ期:为浅睡期。此阶段的人们已经进入无意识阶段,不过仍可听到声音,仍然容易被唤醒。此期持续 10～20 分钟,眼球不再运动,机体功能继续变慢,肌肉逐渐放松,脑电图偶尔会产生较快的宽大的梭状波。

(3)第Ⅲ期:为中度睡眠期。持续 15～30 分钟。此期肌肉完全放松,心搏缓慢,血压下降,但仍保持正常,难以唤醒并且身体很少移动,脑电图显示梭状波与 δ 波(大而低频的慢波)交替出现。

(4)第Ⅳ期:为深度睡眠期。持续 15～30 分钟。全身松弛,无任何活动,极难唤醒,生命体征比觉醒时明显下降,体内生长激素大量分泌,人体组织愈合加快,遗尿和梦游可能发生,脑电波为慢而高的 δ 波。

2.快波睡眠(fast wave sleep,FWS)

快波睡眠亦称异相睡眠(paradoxical sleep,PS)或快速眼球运动睡眠(rapid eye movement sleep,REM sleep)。此期的睡眠特点是眼球转动很快,脑电波活跃,与觉醒时很难区分。其表现与慢波睡眠相比,是各种感觉功能进一步减退,唤醒阈值提高,极难唤醒,同时骨骼肌张力消失,肌肉几乎完全松弛。此外,这一阶段还会有间断的阵发性表现,如眼球快速运动、部分躯体抽动,同时有心排血量增加、血压上升、心率加快、呼吸加快而不规则等交感神经兴奋的表现。多数在醒来后能够回忆的生动、逼真的梦境都是在此期发生的。

睡眠中的一些时相对人体具有特殊的意义,如在 NREM 第Ⅳ期的睡眠中,机体会释放大量的生长激素来修复和更新上皮细胞和某些特殊细胞,如脑细胞,故慢波睡眠有利于促进生长和体力的恢复。而 REM 睡眠则对于学习记忆和精力恢复似乎很重要。因为在快波睡眠中,脑耗氧量增加,脑血流量增多,且脑内蛋白质合成加快,有利于建立新的突触联系,可加快幼儿神经系统成熟。同时快波睡眠对保持精神和情绪上的平衡最为重要。因为这一时期的梦境都是生动的、充满感情色彩的,此梦境可减轻、缓解精神压力,使人将忧虑的事情从记忆中消除。非快速眼球运动睡眠与快速眼球运动睡眠的比较见表 2-3。

表 2-3　非快速眼球运动睡眠与快速眼球运动睡眠的比较

项目	非快速眼球运动睡眠	快速眼球运动睡眠
脑电图	(1)第 I 期:低电压 α 节律 8～12 次/秒 (2)第 II 期:宽大的梭状波 14～16 次/秒 (3)第 III 期:梭状波与 δ 波交替 (4)第 IV 期:慢而高的 δ 波 1～2 次/秒	去同步化快波
眼球运动	慢的眼球转动或没有	阵发性的眼球快速运动
生理变化	(1)呼吸、心率减慢且规则 (2)血压、体温下降 (3)肌肉渐松弛 (4)感觉功能减退	(1)感觉功能进一步减退 (2)肌张力进一步减弱 (3)有间断的阵发性表现:心排血量增加,血压升高,呼吸加快且不规则,心率加快
合成代谢	人体组织愈合加快	脑内蛋白质合成加快
生长激素	分泌增加	分泌减少
其他	第 IV 期发生夜尿和梦游	做梦且多为充满感情色彩、稀奇古怪的梦
给你	有利于个体体力的恢复	有利于个体精力的恢复

(四)睡眠周期

对大多数成人而言,睡眠是每 24 小时循环一次的周期性程序。一旦入睡,成人平均每晚经历 4～6 个完整的睡眠周期,每个睡眠周期由不同的睡眠时相构成,分别是 NREM 睡眠的 4 个时相和 REM 睡眠,持续 60～120 分钟不等,平均为 90 分钟。睡眠周期各时相按一定的顺序重复出现。这一模式总是从 NREM 第 I 期开始,依次经过第 II 期、第 III 期、第 IV 期之后,返回 NREM 的第 III 期然后到第 II 期,再进入 REM 期,当 REM 期完成后,再回到 NREM 的第 II 期(图 2-10),如此周而复始。在睡眠时相周期的任一阶段醒而复睡时,都需要从头开始依次经过各期。

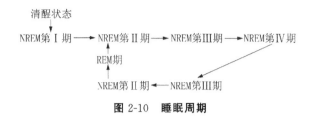

图 2-10 睡眠周期

在睡眠周期中,每一时相所占的时间比例随睡眠的进行而有所改变。一般刚入睡时,个体进入睡眠周期约 90 分钟后才进入 REM 睡眠,随睡眠周期的进展,NREM 第Ⅲ、Ⅳ时相缩短,REM 阶段时间延长。在最后一个睡眠周期中,REM 睡眠可达到 60 分钟。因此,大部分 NREM 睡眠发生在上半夜,REM 睡眠则多在下半夜。

(五)影响睡眠的因素

1.生理因素

(1)年龄:通常人睡眠的需要量与其年龄成反比,但有个体差异。新生儿期每天睡眠时间最长,可达 16～20 小时,成人 7～8 小时。

(2)疲劳:适度的疲劳,有助于入睡,但过度的精力耗竭反而会使入睡发生困难。

(3)昼夜节律:"睡眠-觉醒"周期具有生物钟式的节律性,如果长时间频繁地夜间工作或航空时差,就会造成该节律失调,从而影响入睡及睡眠质量。

(4)内分泌变化:妇女月经前期和月经期常出现嗜睡现象,绝经期妇女常失眠,与内分泌变化有关。

(5)寝前习惯:睡前的一些行为习惯,如看报纸杂志、听音乐、喝牛奶、洗热水澡或泡脚等,当这些习惯突然改变或被阻碍进行时,可能使睡眠发生障碍。

(6)食物因素:含有较多 L-色氨酸的食物,如肉类、乳制品和豆类都能促进入睡,缩短入睡时间,是天然的催眠剂;少量饮酒能促进放松和睡眠,但大量饮酒会干扰睡眠,使睡眠变浅;含有咖啡因的浓茶、咖啡及可乐饮用后使人兴奋,即使入睡也容易中途醒来,且总睡眠时间缩短。

2.病理因素

(1)疾病影响:几乎所有疾病都会影响睡眠。例如,各种原因引起的疼痛未能及时缓解时严重影响睡眠,精神分裂症、强迫性神经症等患者常处于过度觉醒状态。生病的人需要更多时间的睡眠来促进机体康复,却往往因为多种症状困扰或特殊的治疗限制而无法获得正常的睡眠。

(2)身体不适:身体的舒适是获得休息与安睡的先决条件,饥饿、腹胀、呼吸困难、憋闷、身体不洁、皮肤瘙痒、体位不适等都是常见的影响睡眠的原因。

3.环境因素

睡眠环境影响睡眠状况,适宜的温湿度、安静、整洁、舒适、空气清新的环境常可增进睡眠,反之则会对睡眠产生干扰。

4.心理因素

焦虑不安、强烈的情绪反应(如恐惧、悲哀、激动、喜悦)、家庭或人际关系紧张等常常影响患者的睡眠。

5.其他

食物摄入多少、体育锻炼情况、某些药物等也会影响睡眠型态。

(六)促进睡眠的护理措施

1.增进舒适

人们在感觉舒适和放松时才能入睡。为了使患者放松,对于一些遭受病痛折磨的患者采用有效镇痛的方法;做好就寝前的晚间护理,如协助患者洗漱、排便;帮助患者处于正确的睡眠姿势,妥善安置身体各部位的导管、引流管,以及牵引、固定等特殊治疗措施。

2.环境控制

人们睡眠时需要的环境条件包括适宜的室温和通风、最低限度的声音、舒适的床和适当的照明。一般冬季室温 18～22 ℃、夏季 25 ℃左右、湿度以 50％～60％为宜;根据患者需要,睡前开窗通风,清除病房内异味,使空气清新;保持病区尽可能的安静,尽量减少晚间交谈;提供清洁、干燥的卧具和舒适的枕头、被服;夜间调节住院单元的灯光。

3.重视心理护理

多与患者沟通交流,找出影响患者休息与睡眠的心理-社会因素,通过鼓励倾诉、正确指导,消除患者紧张和焦虑情绪,恢复平静、稳定的状态,提高休息和睡眠质量。

4.建立休息和睡眠周期

针对患者的不同情况,帮助患者建立适宜的休息和睡眠周期。患者入院后,原有的休息和睡眠规律被打乱,护士应在患者醒时进行评估、治疗和常规护理工作,避免因一些非必需任务而唤醒患者,同时鼓励患者合理安排日间活动,适当锻炼。

5.尊重患者的睡眠习惯

病情允许的情况下,护理人员应尽可能根据患者就寝前的一些个人习惯,选择如提供温热饮料,允许短时间的阅读、听音乐,协助沐浴或泡脚等方式促进睡眠。

6.健康教育

使患者了解睡眠对健康与康复的重要作用,心、身放松的重要意义和一些促进睡眠的常用技巧。与患者一起讨论有关休息和睡眠的知识,分析困扰患者睡眠的因素,针对具体情况给予相应指导,帮助患者建立有规律的生活方式,养成良好的睡眠习惯。

第三节 清洁护理

清洁是患者的基本需求之一,是维持和获得健康的重要保证,清洁可以清除微生物及污垢,防止细菌繁殖,促进血液循环,有利于体内废物排泄,同时清洁使人感到愉快、舒适。

一、口腔护理

口腔护理的目的有以下几方面。

(1)保持口腔的清洁、湿润,使患者舒适,预防口腔感染等并发症。

(2)防止口臭、口垢,促进食欲,保持口腔的正常功能。

(3)观察口腔黏膜和舌苔的变化、特殊的口腔气味,可提供病情的动态信息,如肝功能不全患者,出现肝臭,常是肝昏迷的先兆。

常用的漱口液有生理盐水、朵贝尔溶液(复方硼酸溶液)、1%~3%过氧化氢溶液、2%~3%硼酸溶液、1%~4%碳酸氢钠溶液、0.02%呋喃西林溶液、0.1%醋酸溶液。

(一)协助口腔冲洗

1.目的

协助口腔手术后使用固定器,或对有口腔病变的患者清洁口腔。

2.用物准备

治疗碗、治疗巾、弯盘、生理盐水、朵贝尔溶液、口镜、抽吸设备、压舌板、手电筒、20 mL 空针及冲洗针头。

3.操作步骤

(1)洗手。

(2)准备用物携至患者床旁。

(3)向患者解释。协助患者采取半坐位式,并于胸前铺治疗巾及放置弯盘。①装生理盐水及朵贝尔溶液于溶液盘内,并接上,用 20 mL 注射器抽吸并连接针头。②协助医师冲洗。③冲洗毕,擦干患者嘴巴。④整理用物后洗手。⑤记录。

4.注意事项

为了避免冲洗中弄湿患者,必要时给予手电筒照光,冲洗时需特别注意齿缝、前庭外,若有舌苔,可用压舌板外包纱布予以机械性刮除,冲洗中予以持续性的低压抽吸,必要时协助更换湿衣服。

(二)特殊口腔冲洗

1.用物准备

(1)治疗盘:治疗碗(内盛含有漱口液的棉球 12～16 个,棉球湿度以不能挤出液体为宜;弯血管钳、镊子)、压舌板、弯盘、吸水管、杯子、治疗巾、手电筒,需要时备张口器。

(2)外用药:按需准备,如液状石蜡、冰硼散、西瓜霜、金霉素甘油、制霉菌素甘油等,酌情使用。

2.操作步骤

(1)将用物携至床旁,向患者解释以取得合作。

(2)协助患者侧卧,面向护士,取治疗巾,围于颔下,置弯盘于口角边。

(3)先湿润口唇、口角,观察口腔黏膜有无出血、溃疡等现象。对长期应用抗生素、激素者应注意观察有无真菌感染。有活动义齿者,应取下。一般先取上面义齿,后取下面义齿,并放置容器内,用冷开水冲洗刷净,待患者漱口后戴上或浸入清水中备用(昏迷的患者的义齿应浸于清水中保存)。浸义齿的清水应每天更换。义齿不可浸在酒精或热水中,以免变色、变形和老化。

(4)协助患者用温开水漱口后,嘱患者咬合上下齿,用压舌板轻轻撑开一侧颊部,以弯血管钳夹有漱口液的棉球由内向门齿纵向擦洗。同法擦洗对侧。

(5)嘱患者张口,依次擦洗一侧牙齿上内侧面、上颌面、下内侧面、下颌面,再弧形擦洗一侧颊部。同法擦洗另一侧。洗舌面及硬腭部(勿触及咽部,以免引起恶心)。

(6)擦洗完毕,帮助患者用洗水管以漱口水漱口,漱口后用治疗巾拭去患者口角处水。

(7)口腔黏膜如有溃疡,酌情涂药于溃疡处。口唇干裂可涂擦液状石蜡。

(8)撤去治疗巾,清理用物,整理床单。

3.注意事项

(1)擦洗时动作要轻,特别是对凝血功能差的患者要防止碰伤黏膜及牙龈。

(2)昏迷患者禁忌漱口,需用张口器时,应从臼齿放入(牙关紧闭者不可用暴力张口),擦洗时须用血管钳夹紧棉球,每次一个,防止棉球遗留在口腔内,棉球蘸漱口水不可过湿,以防患者将溶液吸入呼吸道。

(3)传染病患者的用物按隔离消毒原则处理。

二、头发护理

(一)床上梳发

1.目的

梳发、按摩头皮,可促进血液循环,除去污垢和脱落的头发、头屑,使患者清洁舒适和美观。

2.用物准备

治疗巾、梳子、30％酒精溶液、纸袋(放脱落头发)。

3.操作步骤

(1)铺治疗巾于枕头上,协助患者把头转向一侧。

(2)将头发从中间梳向两边,左手握住一股头发,由发梢逐渐梳到发根。长发或遇有打结时,可将头发绕在示指上慢慢梳理。避免强行梳拉,造成患者疼痛。如头发纠集成团,可用30％酒精湿润后,再小心梳理,同法梳理另一边。

(3)长发酌情编辫或扎成束,发型尽可能符合患者所好。

(4)将脱落头发置于纸袋中,撤下治疗巾。

(5)整理床单,清理用物。

(二)床上洗发(橡胶马蹄形垫法)

1.目的

同床上梳发、预防头虱及头皮感染。

2.用物准备

治疗车上备一只橡胶马蹄形垫,治疗盘内放小橡胶单、大、中毛巾各一条,眼罩或纱布、别针、棉球两只(以不吸水棉花为宜)、纸袋、洗发液或肥皂、梳子、小镜子、护肤霜,水壶内盛 40～45 ℃热水,水桶(接污水)。必要时备电吹风。

3.操作步骤

(1)备齐用物携至床旁,向患者解释,以取得合作,根据季节关窗或开窗,室温以 24 ℃为宜。按需要给予便盆。移开床旁桌椅。

(2)垫小橡胶单及大毛巾于枕上,松开患者衣领向内反折,将中毛巾围于颈部,以别针固定。

(3)协助患者斜角仰卧,移枕于肩下,患者屈膝,可垫膝枕于两膝下,使患者体位安全舒适。

(4)置马蹄形垫垫于患者后颈部,使患者颈部枕于突起处,头在槽中,槽形下部接污水桶。

(5)用棉球塞两耳,用眼罩或纱布遮盖双眼或嘱患者闭上眼。

(6)洗发时先用两手掬少许水于患者头部试温,询问患者感觉,以确定水温是否合适,然后用水壶倒热水充分湿润头发,倒洗发液于手掌上,涂遍头发,用指尖揉搓头皮和头发,用力要适中,揉搓方向由发际向头顶部,使用梳子除去落发,置于纸袋中,用热水冲洗头发,直到冲净为止。观察患者的一般情况,注意保暖,洗发完毕,解下颈部毛巾,包住头发,一手托头,一手撤去橡胶马蹄垫。除去耳内棉球及眼罩,用患者自备的毛巾擦干脸部,酌情使用护肤霜。

(7)帮助患者卧于床正中,将枕、橡胶单、浴巾一起自肩下移至头部,用包头的毛巾揉搓头发,再用大毛巾擦干或电风吹干。梳理成患者习惯的发型,撤去上述用物。

(8)整理床单,清理用物。

4.注意事项

(1)要随时观察患者的病情变化,如脉搏、呼吸、血压有异常时应立即停止操作。

(2)注意室温和水温,及时擦干头发,防止患者受凉。

(3)防止水流入眼及耳内,避免沾湿衣服和床单。

(4)衰弱患者不宜洗发。

三、皮肤清洁与护理

(一)床上擦浴

1.用物准备

治疗车上备:面盆两只、水桶两只(一桶盛热水,水温在 50～52 ℃,并按年

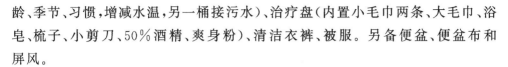

龄、季节、习惯,增减水温,另一桶接污水)、治疗盘(内置小毛巾两条、大毛巾、浴皂、梳子、小剪刀、50％酒精、爽身粉)、清洁衣裤、被服。另备便盆、便盆布和屏风。

2.操作步骤

(1)推治疗车至床边,向患者解释,以取得合作。

(2)将用物放在便于操作处,关好门窗调节室温,用屏风或拉布遮挡患者,按需给予便盆。

(3)将脸盆放于床边桌上,倒入热水 2/3 满,测试水温,根据病情放平床头及床尾支架,松开床尾盖被。

(4)将微湿小毛巾包在右手上,为患者洗脸及颈部,左手扶患者头顶部,先擦眼,然后像写"3"字样,依次擦洗一侧额部、颊部、鼻翼部、人中、耳后下颌,直至颈部。另一侧同法。用较干毛巾依次擦洗一遍,注意擦净耳郭,耳后及颈部皮肤。

(5)为患者脱下衣服,在擦洗部位下面铺上浴巾,按顺序擦洗两上肢、胸腹部。协助患者侧卧,背向护士依次擦洗后颈部、背臀部,为患者换上清洁裤子。擦洗中,根据情况更换热水,注意擦净腋窝及腹股沟等处。

(6)擦洗的方法为先用涂肥皂的小毛巾擦洗,再用湿毛巾擦去皂液。清洗毛巾后再擦洗,最后用浴巾边按摩边擦干。动作要敏捷,为取得按摩效果,可适当用力。

(7)擦洗过程中,如患者出现寒战、面色苍白等病情变化时,应立即停止擦浴,给予适当的处理,同时注意观察皮肤有无异常。擦洗毕,可在骨突处用50％酒精做按摩,扑上爽身粉。

(8)整理床单,必要时梳发、剪指甲及更换床单。

(9)如有特殊情况,需做记录。

3.注意事项

护士操作时,要站在擦浴的一边,擦洗完一边后再转至另一边,站立时两脚要分开,重心应在身体中央或稍低处,拿水盆时,盆要靠近身边,减少体力消耗;操作时要体贴患者,保护患者自尊,动作要敏捷、轻柔,减少翻动和暴露,防止受凉。

(二)压疮的预防及护理

压疮是指机体局部组织由于长期受压,血液循环障碍,造成组织缺氧、缺血、营养不良而致的溃烂和坏死。导致活动受限的因素一般都会增加压疮的发生。常见的因素有压力、剪力、摩擦力、潮湿等。好发部位为枕部、耳郭、肩胛部、肘部、骶尾部、髋部、膝关节内外侧、外踝、足跟。

1.预防措施

预防压疮在于消除其发生的原因。因此,要求做到勤翻身、勤按摩、勤整理、勤更换。交班时要严格细致的交接局部皮肤情况及护理措施。

(1)避免局部长期受压:①鼓励和协助卧床患者经常更换卧位,使骨骼突出部位交替的受压,翻身间隔时间应根据病情及局部受压情况而定。一般 2 小时翻身 1 次,必要时 1 小时翻身 1 次,建立床头翻身记录卡。②保护骨隆突处和支持身体空隙处,将患者体位安置妥当后,可在身体空隙处垫软枕、海绵垫。需要时可垫海绵垫、气垫褥、水褥等,使支持体重的面积宽而均匀,作用于患者身上的正压及作用力分布在一个较大的面积上,从而降低在隆突部位皮肤上所受的压强。③对使用石膏、夹板、牵引的患者,衬垫应平整、松软适度,尤其要注意骨骼突起部位的衬垫,要仔细观察局部皮肤和肢端皮肤颜色改变的情况,认真听取患者反映,适当给予调节,如发现石膏绷带凹凸不平,应立即报告医师,及时修正。

(2)避免潮湿、摩擦及排泄物的刺激:①保持皮肤清洁干燥。大小便失禁、出汗及分泌物多的患者应及时擦干,以保护皮肤免受刺激。床铺要经常保持清洁干燥,平整无碎屑,被服污染要随时更换。不可让患者直接卧于橡胶单上。小儿要勤换尿布。②不可使用破损的便盆,以防擦伤皮肤。

(3)增进局部血液循环:对易发生压疮的患者,要常检查,用温水擦澡、擦背或用湿毛巾行局部按摩。

手法按摩。①全背按摩:协助患者俯卧或侧卧,露出背部,先以热水进行擦洗,再以两手或一手沾上少许 50%酒精按摩。按摩者斜站在患者右侧,左腿弯曲在前,右腿伸直在后,从患者骶尾部开始,沿脊柱两侧边缘向上按摩(力量要能够刺激肌肉组织)至肩部时用环状动作。按摩后,手再轻轻滑至尾骨处。此时,左腿伸直,右腿弯曲,如此有节奏按摩数次,再用拇指指腹由骶尾部开始沿脊柱按摩至第 7 颈椎。②受压处局部按摩:沾少许 50%酒精,以手掌大、小鱼际紧贴皮肤,压力均匀向心方向按摩,由轻至重,由重至轻,每次 3～5 分钟。

电动按摩器按摩:是依靠电磁作用,引导治疗器头震动,以代替各种手法按摩,操作者持按摩器根据不同部位选择合适的按摩头,紧贴皮肤,进行按摩。

(4)增进营养的摄入:营养不良是导致压疮的内因之一,又可影响压疮的愈合。蛋白质是身体修补组织所必需的物质,维生素也可促进伤口愈合,因此在病情允许时可给予高蛋白、高维生素膳食,以增进机体抵抗力和组织修复能力。此外,适当补充矿物质,可促进慢性溃疡的愈合。

2.压疮的分期及护理

(1)淤血红润期:为压疮初期,局部皮肤受压或受到潮湿刺激后,开始出现红、肿、热、麻木或有触痛。此期要及时除去致病原因,加强预防措施,如增加翻身次数以及防止局部继续受压、受潮。

(2)炎性浸润期:红肿部位如果继续受压,血液循环仍得不到改善,静脉回流受阻,局部静脉淤血,受压表面呈紫红色,皮下产生硬结,表面有水疱形成,对未破小水泡要减少摩擦,防破裂感染,让其自行吸收,大水疱用无菌注射器抽出泡内液体,涂以消毒液,用无菌敷料包扎。

(3)溃疡期:静脉血液回流受到严重障碍,局部淤血致血栓形成,组织缺血缺氧。轻者,浅层组织感染,脓液流出,溃疡形成;重者,坏死组织发黑,脓性分泌物增多,有臭味,感染向周围及深部扩展,可达骨骼,甚至可引起败血症。

四、会阴部清洁卫生的实施

(一)目的

保持清洁,清除异味,预防或减轻感染、增进舒适、促进伤口愈合。

(二)用物准备

便盆、屏风、橡胶单、中单、清洁棉球、大量杯、镊子、浴巾、毛巾、水壶(内盛50～52 ℃的温水)、清洁剂或呋喃西林棉球。

(三)操作方法

1.男患者会阴的护理
(1)携用物至患者床旁,核对后解释。
(2)患者取仰卧位。为遮挡患者可将浴巾折成扇形盖在患者的会阴部及腿部。
(3)带上清洁手套,一手提起阴茎,一手取毛巾或用呋喃西林棉球擦洗阴茎头部、下部和阴囊。擦洗肛门时,患者可取侧卧位,护士一手将臀部分开,一手用浴巾将肛门擦洗干净。
(4)为患者穿好衣裤,根据情况更换衣、裤、床单。整理床单,患者取舒适卧位。
(5)整理用物,清洁整齐,记录。
2.女患者会阴部护理
(1)用物至患者床旁,核对后解释。

（2）患者取仰卧位。为遮挡患者可将浴巾折成扇形盖在患者的会阴部及腿部。

（3）先将橡胶单及中单置于患者臀下，再置便盆于患者臀下。

（4）护士一手持装有温水的大量杯，一手持夹有棉球的大镊子，边冲水边用棉球擦洗。

（5）冲洗后擦干各部位。撤去便盆及橡胶单和中单。

（6）为患者穿好衣裤，根据情况更换衣、裤、床单。整理床单，患者取舒适卧位。

（7）整理用物，清洁整齐，记录。

（四）注意事项

（1）操作前应向患者说明目的，以取得患者的合作。

（2）在执行操作的原则上，尽可能尊重患者习惯。

（3）注意遮挡患者，保护患者隐私。

（4）冲洗时从上至下。

（5）操作完毕应及时记录所观察到的情况。

第四节　静　脉　输　液

一、准备

（一）仪表

着装整洁，佩戴胸牌，洗手、戴口罩。

（二）用物

注射盘内放干棉球缸、一次性输液器、网套、止血带、橡皮小枕及一次性垫巾、弯盘、0.75％碘酊、棉签、胶布、启盖器、药液瓶外贴输液标签（上写患者姓名、床号、输液药品、剂量、用法、日期、时间、输液架）。

二、操作步骤

（1）根据医嘱备齐用物，携至床旁查对床号、姓名、剂量、用法、时间、药液瓶和面貌，并摇动药瓶对光检查。

（2）做好解释工作，询问大小便，备胶布。

(3)开启铝盖中心部分(如备物时加完药可省去)套网套,消毒瓶塞中心及瓶颈,挂于输液架上,检查输液器并打开,插入瓶塞至针头根部。

(4)排气,排液 3～5 mL 至弯盘内。

(5)选择血管、置小枕及垫巾,扎止血带、消毒皮肤,待干。

(6)再次查对床号、姓名、剂量、用法、时间、药液瓶和面貌。

(7)再次检查空气是否排尽,夹紧,穿刺时左手绷紧皮肤并用拇指固定静脉,见回血,松止血带及螺旋夹。

(8)胶布固定,干棉球遮盖针眼,调节滴速,开始 15 分钟应慢,无异常调节正常速度。

(9)交代注意事项,整理床单元及用物。

(10)爱护体贴患者,协助卧舒适体位。

(11)洗手、消毒用物。

三、临床应用

(一)静脉输液注意事项

(1)严格执行无菌操作和查对制度。

(2)根据病情需要,有计划地安排轮流顺序,如需加入药物,应合理安排,以尽快达到输液目的,注意配伍禁忌。

(3)需长期输液者,要注意保护和合理使用静脉,一般从远端小静脉开始。

(4)输液前应排尽输液管及针头内空气,药液滴尽前要按需及时更换溶液瓶或拔针,严防造成空气栓塞。

(5)输液过程中应加强巡视,耐心听取患者的主诉,严密观察注射部位皮肤有无肿胀、针头有无脱出、阻塞或移位、针头和输液器衔接是否紧密、输液管有无扭曲受压、输液滴速是否适宜以及输液瓶内溶液量等,及时记录在输液卡或护理记录单上。

(6)需 24 小时连续输液者,应每天更换输液器。

(7)颈外静脉穿刺置管,如硅胶管内有回血,须及时用稀释肝素溶液冲注,以免硅胶管被血块堵塞;如遇输液不畅,须注意是否存在硅胶管弯曲或滑出血管外等情况。

(二)常见输液反应及防治

1.发热反应

(1)减慢滴注速度或停止输液,及时与医师联系。

(2)对症处理,寒战时适当增加盖被或用热水袋保暖,高热时给予物理降温。

(3)按医嘱给抗过敏药物或激素治疗。

(4)保留余液和输液器,必要时送检验室做细菌培养。

(5)严格检查药液质量、输液用具的包装及灭菌有效期等,防止致热物质进入体内。

2.循环负荷过重(肺水肿)

(1)立即停止输液,及时与医师联系,积极配合抢救,安慰患者,使患者有安全感和信任感。

(2)为患者安置端坐位,使其两腿下垂,以减少静脉回流,减轻心脏负担。

(3)加压给氧,可使肺泡内压力增高,减少肺泡内毛细血管渗出液的产生;同时给予20%～30%酒精湿化吸氧,因酒精能降低肺泡内泡沫的表面张力,使泡沫破裂消散,从而改善肺部气体交换,迅速缓解缺氧症状。

(4)按医嘱给用镇静剂、扩血管药物和强心剂如洋地黄等。

(5)要时进行四肢轮流结扎,即用止血带或血压计袖带作适当加压,以阻断静脉血流,但动脉血流仍通畅。每隔5～10分钟轮流放松一侧肢体的止血带,可有效地减少静脉回心血量,待症状缓解后,逐步解除止血带。

(6)严格控制输液滴速和输液量,对心、肺疾病患者以及老年儿童尤应慎重。

3.静脉炎

(1)严格执行无菌操作,对血管壁有刺激性的药物应充分稀释后应用,并防止药物溢出血管外。同时,要有计划地更换注射部位,以保护静脉。

(2)患肢抬高并制动,局部用95%酒精或50%硫酸镁行热湿敷。

(3)理疗。

(4)如合并感染,根据医嘱给抗生素治疗。

4.空气栓塞

(1)立即停止输液,及时通知医师,积极配合抢救,安慰患者,以减轻恐惧感。

(2)立即为患者置左侧卧位和头低足高位(头低足高位在吸气时可增加胸内压力,以减少空气进入静脉;左侧位可使肺的位置低于右心室,气泡侧向上漂移到右心室,避开肺动脉口。由于心脏搏动将空气混成泡沫,分次小量进入肺动脉内)。

(3)氧气吸入。

(4)输液前排尽输液管内空气,输液过程中密切观察,加压输液或输血时应专人守护,以防止空气栓塞发生。

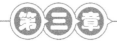

内 科 护 理

第一节　慢性阻塞性肺疾病

慢性阻塞性肺疾病（chronic obstructive pulmonary disease，COPD）是一种以不完全可逆性气流受限为特征，呈进行性发展的肺部疾病。COPD 是呼吸系统疾病中的常见病和多发病，由于患者数多，病死率高，社会经济负担重，已成为一个重要的公共卫生问题。在世界范围内，COPD 的病死率居所有死因的第4位。根据世界银行/世界卫生组织发表的研究，至 2020 年 COPD 将成为世界疾病经济负担的第 5 位。在我国，COPD 同样是严重危害人民群体健康的重要慢性呼吸系统疾病，1992 年对我国北部及中部地区农村 102 230 名成人调查显示，COPD 约占 15 岁以上人群的 3%，近年来对我国 7 个地区 20 245 名成年人进行调查，COPD 的患病率占 40 岁以上人群的 8.2%，患病率之高是十分惊人的。

COPD 与慢性支气管炎及肺气肿密切相关。慢性支气管炎（简称慢支）是指气管、支气管黏膜及其周围组织的慢性、非特异性炎症。如患者每年咳嗽、咳痰达 3 个月以上，连续两年或以上，并排除其他已知原因的慢性咳嗽，即可诊断为慢性支气管炎。阻塞性肺气肿（简称肺气肿）是指肺部终末细支气管远端气腔出现异常持久的扩张，并伴有肺泡壁和细支气管的破坏而无明显肺纤维化。当慢性支气管炎和/或肺气肿患者肺功能检查出现气流受限并且不能完全可逆时，可视为 COPD。如患者只有慢性支气管炎和/或肺气肿，而无气流受限，则不能视为 COPD，而视为 COPD 的高危期。支气管哮喘也具有气流受限。但支气管哮喘是一种特殊的气道炎症性疾病，其气流受限具有可逆性，它不属于 COPD。

一、护理评估

(一)病因及发病机制

确切的病因不清,可能与下列因素有关。

1.吸烟

吸烟是最危险的因素。国内外的研究均证明吸烟与慢支的发生有密切关系,吸烟者慢性支气管炎的患病率比不吸烟者高 2～8 倍,吸烟时间愈长,量愈大,COPD 患病率愈高。烟草中的多种有害化学成分,可损伤气道上皮细胞使巨噬细胞吞噬功能降低和纤毛运动减退;黏液分泌增加,使气道净化能力减弱;支气管黏膜充血水肿、黏液积聚,而易引起感染。慢性炎症及吸烟刺激黏膜下感受器,引起支气管平滑肌收缩,气流受限。烟草、烟雾还可使氧自由基增多,诱导中性粒细胞释放蛋白酶,抑制抗蛋白酶系统,使肺弹力纤维受到破坏,诱发肺气肿形成。

2.职业性粉尘和化学物质

职业性粉尘及化学物质,如烟雾、变应原、工业废气及室内污染空气等,浓度过大或接触时间过长,均可导致与吸烟无关的 COPD。

3.空气污染

大气污染中的有害气体(如二氧化硫、二氧化氮、氯气等)可损伤气道黏膜,并有细胞毒作用,使纤毛清除功能下降,黏液分泌增多,为细菌感染创造条件。

4.感染

感染是 COPD 发生发展的重要因素之一。长期、反复感染可破坏气道正常的防御功能,损伤细支气管和肺泡。主要病毒为流感病毒、鼻病毒和呼吸道合胞病毒等;细菌感染以肺炎链球菌、流感嗜血杆菌、卡他莫拉菌及葡萄球菌为多见,支原体感染也是重要因素之一。

5.蛋白酶-抗蛋白酶失衡

蛋白酶对组织有损伤和破坏作用;抗蛋白酶对弹性蛋白酶等多种蛋白酶有抑制功能。在正常情况下,弹性蛋白酶与其抑制因子处于平衡状态。其中 α_1-抗胰蛋白酶(α_1-AT)是活性最强的一种。蛋白酶增多和抗蛋白酶不足均可导致组织结构破坏产生肺气肿。

6.其他

机体内在因素如呼吸道防御功能及免疫功能降低、自主神经功能失调、营养、气温的突变等都可能参与 COPD 的发生、发展。

(二)病理生理

COPD 的病理改变主要为慢性支气管炎和肺气肿的病理改变。COPD 对呼吸功能的影响,早期病变仅局限于细小气道,表现为闭合容积增大。病变侵入大气道时,肺通气功能明显障碍;随肺气肿的日益加重,大量肺泡周围的毛细血管受膨胀的肺泡挤压而退化,使毛细血管大量减少,肺泡间的血流量减少,导致通气与血流比例失调,使换气功能障碍。由通气和换气功能障碍引起缺氧和二氧化碳潴留,进而发展为呼吸衰竭。

(三)健康史

询问患者是否存在引起慢支的各种因素如感染、吸烟、大气污染、职业性粉尘和有害气体的长期吸入、过敏等;是否有呼吸道防御功能及免疫功能降低、自主神经功能失调等。

(四)身体状况

1.主要症状

(1)慢性咳嗽:晨间起床时咳嗽明显,白天较轻,睡眠时有阵咳或排痰。随病程发展可终生不愈。

(2)咳痰:一般为白色黏液或浆液性泡沫痰,偶可带血丝,清晨排痰较多。急性发作伴有细菌感染时,痰量增多,可有脓性痰。

(3)气短或呼吸困难:早期仅在体力劳动或上楼等活动时出现,随着病情发展逐渐加重,日常活动甚至休息时也感到气短,是 COPD 的标志性症状。

(4)喘息和胸闷:重度患者或急性加重时出现喘息,甚至静息状态下也感气促。

(5)其他:晚期患者有体重下降,食欲减退等全身症状。

2.护理体检

早期可无异常,随疾病进展慢性支气管炎病例可闻及干啰音或少量湿啰音。有喘息症状者可在小范围内出现轻度哮鸣音。肺气肿早期体征不明显,随疾病进展出现桶状胸,呼吸活动减弱,触觉语颤减弱或消失;叩诊呈过清音,心浊音界缩小或不易叩出,肺下界和肝浊音界下移,听诊心音遥远,两肺呼吸音普遍减弱,呼气延长,并发感染时,可闻及湿啰音。

3.COPD 严重程度分级

根据第一秒用力呼气容积占用力肺活量的百分比(FEV$_1$/FVC%)、第一秒用力呼气容积占预计值百分比(FEV$_1$%预计值)和症状对 COPD 的严重程度做出分级。

(1)Ⅰ级:轻度,$FEV_1/FVC<70\%$、$FEV_1 \geqslant 80\%$预计值,有或无慢性咳嗽、咳痰症状。

(2)Ⅱ级:中度,$FEV_1/FVC<70\%$、50%预计值$\leqslant FEV_1<80\%$预计值,有或无慢性咳嗽、咳痰痒状。

(3)Ⅲ级:重度,$FEV_1/FVC<70\%$、30%预计值$\leqslant FEV_1<50\%$预计值,有或无慢性咳嗽、咳痰症状。

(4)Ⅳ级:极重度,$FEV_1/FVC<70\%$、$FEV_1<30\%$预计值或 $FEV_1<50\%$预计值,伴慢性呼吸衰竭。

4.COPD 病程分期

COPD 按病程可分为急性加重期和稳定期,前者指在短期内咳嗽、咳痰、气短和/或喘息加重、脓痰量增多,可伴发热等症状;稳定期指咳嗽、咳痰、气短症状稳定或轻微。

5.并发症

COPD 可并发慢性呼吸衰竭、自发性气胸、慢性肺源性心脏病。

(五)实验室及其他检查

1.肺功能检查

肺功能检查是判断气流受限的主要客观指标,对 COPD 诊断、严重程度评价、疾病进展、预后及治疗反应等有重要意义。第一秒用力呼气容积(FEV_1)占用力肺活量(FVC)的百分比($FEV_1/FVC\%$)是评价气流受限的敏感指标。第一秒用力呼气容积(FEV_1)占预计值百分比($FEV_1\%$预计值),是评估 COPD 严重程度的良好指标。当 $FEV_1/FVC<70\%$ 及 $FEV_1<80\%$预计值者,可确定为不能完全可逆的气流受限。FEV_1 的逐渐减少,大致提示肺部疾病的严重程度和疾病进展的阶段。

肺气肿呼吸功能检查示残气量增加,残气量占肺总量的百分比增大,最大通气量低于预计值的 80%;第一秒时间肺活量常低于 60%;残气量占肺总量的百分比增大,往往超过 40%;对阻塞性肺气肿的诊断有重要意义。

2.胸部 X 线检查

早期胸片可无变化,可逐渐出现肺纹理增粗、紊乱等非特异性改变,肺气肿的典型 X 线表现为胸廓前后径增大,肋间隙增宽,肋骨平行,膈低平。两肺透亮度增加,肺血管纹理减少或有肺大泡征象。X 线检查对 COPD 诊断特异性不高。

3.动脉血气分析

早期无异常,随病情进展可出现低氧血症、高碳酸血症、酸碱平衡失调等,用于判断呼吸衰竭的类型。

4.其他

COPD合并细菌感染时,血白细胞计数增高,核左移。痰培养可能检出病原菌。

(六)心理-社会评估

COPD由于病程长、反复发作,每况愈下,给患者带来较重的精神和经济负担,病现焦虑、悲观、沮丧等心理反应,甚至对治疗丧失信心。病情一旦发展到影响工作和会导致患者心理压力增加,生活方式发生改变,也会影响到工作,甚至因无法工作孤独。

二、主要护理诊断及医护合作性问题

(一)气体交换受损

气体交换受损与气道阻塞、通气不足、呼吸肌疲劳、分泌物过多和肺泡呼吸有关。

(二)清理呼吸道无效

清理呼吸道无效与分泌物增多而黏稠、气道湿度降低和无效咳嗽有关。

(三)低效性呼吸型态

低效性呼吸型态与气道阻塞、膈肌变平以及能量不足有关。

(四)活动无耐力

活动无耐力与疲劳、呼吸困难、氧供与氧耗失衡有关。

(五)营养失调,低于机体需要量

营养失调,低于机体需要量与食欲降低、摄入减少、腹胀、呼吸困难、痰液增多关。

(六)焦虑

焦虑与健康状况的改变、病情危重、经济状况有关。

三、护理目标

患者痰能咳出,喘息缓解;活动耐力增强;营养得到改善;焦虑减轻。

四、护理措施

(一)一般护理

1.休息和活动

患者采取舒适的体位,晚期患者宜采取身体前倾位,使辅助呼吸肌参与呼吸。发热、咳喘时应卧床休息,视病情安排适当的活动量,活动以不感到疲劳、不加重症状为宜。室内保持合适的温湿度,冬季注意保暖,避免直接吸入冷空气。

2.饮食护理

呼吸功的增加可使热量和蛋白质消耗增多,导致营养不良。应制订出高热量、高蛋白、高维生素的饮食计划。正餐进食量不足时,应安排少量多餐,避免餐前和进餐时过多饮水。餐后避免平卧,有利于消化。为减少呼吸困难,保存能量,患者饭前至少休息 30 分钟。每天正餐应安排在患者最饥饿、休息最好的时间。指导患者采用缩唇呼吸和腹式呼吸减轻呼吸困难。为促进食欲,提供给患者舒适的就餐环境和喜爱的食物,餐前及咳痰后漱口,保持口腔清洁;腹胀的患者应进软食,细嚼慢咽。避免进食产气的食物,如汽水、啤酒、豆类、马铃薯和胡萝卜等;避免易引起便秘的食物,如油煎食物、干果、坚果等。如果患者通过进食不能吸收足够的营养,可应用管喂饮食或全胃肠外营养。

(二)病情观察

观察咳嗽、咳痰的情况,痰液的颜色、量及性状,咳痰是否顺畅;呼吸困难的程度,能否平卧,与活动的关系,有无进行性加重;患者的营养状况、肺部体征及有无慢性呼吸衰竭、自发性气胸、慢性肺源性心脏病等并发症产生。监测动脉血气分析和水、电解质、酸碱平衡情况。

(三)氧疗的护理

呼吸困难伴低氧血症者,遵医嘱给予氧疗。一般采用鼻导管持续低流量吸氧,氧流量 $1\sim2$ L/min。对 COPD 慢性呼吸衰竭者提倡进行长期家庭氧疗(LTOT)。LTOT 为持续低流量吸氧它能改变疾病的自然病程,改善生活质量。LTOT 是指一昼夜吸入低浓度氧 15 小时以上,并持续较长时间,使 $PaO_2 \geqslant 8.0$ kPa(60 mmHg),或 SaO_2 升至 90% 的一种氧疗方法。LTOT 指征:①$PaO_2 \leqslant 7.3$ kPa(55 mmHg)或 $SaO_2 \leqslant 88\%$,有或没有高碳酸血症。②PaO_2 $8.0\sim7.3$ kPa($55\sim60$ mmHg)或 $SaO_2 < 88\%$,并有肺动脉高压、心力衰竭所致的水肿或红细胞增多症(血细胞比容>0.55)。LTOT 对血流动力学、运动耐力、肺生理和精神状态均会产生有益的影响,从而提高 COPD 患者的生活质量和生存率。

COPD 患者因长期二氧化碳潴留,主要靠缺氧刺激呼吸中枢,如果吸入高浓度的氧,反而会导致呼吸频率和幅度降低,引起二氧化碳潴留。而持续低流量吸氧维持 $PaO_2 \geqslant 8.0$ kPa(60 mmHg),既能改善组织缺氧,也可防止因缺氧状态解除而抑制呼吸中枢。护理人员应密切注意患者吸氧后的变化,如观察患者的意识状态、呼吸的频率及幅度、有无窒息或呼吸停止和动脉血气复查结果。氧疗有效指标:患者呼吸困难减轻、呼吸频率减慢、发绀减轻、心率减慢、活动耐力增加。

(四)用药护理

1.稳定期治疗用药

(1)支气管舒张药:短期应用以缓解症状,长期规律应用预防和减轻症状。常选用 β_2 肾上腺素受体激动剂、抗胆碱药、氨茶碱或其缓(控)释片。

(2)祛痰药:对痰不易咳出者可选用盐酸氨溴索或羧甲司坦。

2.急性加重期的治疗用药

使用支气管舒张药及对低氧血症者进行吸氧外,应根据病原菌类型及药物敏感情况合理选用抗生素治疗。如给予 β-内酰胺类/β-内酰胺酶抑制剂;第二代头孢菌素、大环内酯类或喹诺酮类。如出现持续气道阻塞,可使用糖皮质激素。

3.遵医嘱用药

遵医嘱应用抗生素,支气管舒张药,祛痰药物,注意观察疗效及不良反应。

(五)呼吸功能锻炼

COPD 患者需要增加呼吸频率来代偿呼吸困难,这种代偿多数是依赖于辅助呼吸肌参与呼吸,即胸式呼吸,而非腹式呼吸。然而胸式呼吸的有效性要低于腹式呼吸,患者容易疲劳。因此,护理人员应指导患者进行缩唇呼气、腹式呼吸、膈肌起搏(体外膈神经电刺激)、吸气阻力器等呼吸锻炼,以加强胸、膈呼吸肌肌力和耐力,改善呼吸功能。

1.缩唇呼吸

缩唇呼吸的技巧是通过缩唇形成的微弱阻力来延长呼气时间,增加气道压力,延缓气道塌陷。患者闭嘴经鼻吸气,然后通过缩唇(吹口哨样)缓慢呼气,同时收缩腹部。吸气与呼气时间比为1:2或1:3。缩唇大小程度与呼气流量,以能使距口唇15~20 cm处,与口唇等高点水平的蜡烛火焰随气流倾斜又不至于熄灭为宜。

2.膈式或腹式呼吸

患者可取立位、平卧位或半卧位,两手分别放于前胸部和上腹部。用鼻缓慢吸气时,膈肌最大程度下降,腹肌松弛,腹部凸出,手感到腹部向上抬起。呼气时用口呼出,腹肌收缩,膈肌松弛,膈肌随腹腔内压增加而上抬,推动肺部气体排出,手感到腹部下降。

另外,可以在腹部放置小枕头、杂志或书锻炼腹式呼吸。如果吸气时,物体上升,证明是腹式呼吸。缩唇呼吸和腹式呼吸每天训练 3～4 次,每次重复 8～10 次。腹式呼吸需要增加能量消耗,因此指导患者只能在疾病恢复期如出院前进行训练。

(六)心理护理

COPD 患者因长期患病,社会活动减少、经济收入降低等方面发生的变化,容易形成焦虑和压抑的心理状态,失去自信,躲避生活。也可由于经济原因,患者可能无法按医嘱常规使用某些药物,只能在病情加重时应用。医护人员应详细了解患者及其家庭对疾病的态度,关心体贴患者,了解患者心理、性格、生活方式等方面发生的变化,与患者和家属共同制订和实施康复计划,定期进行呼吸肌功能锻炼、合理用药等,减轻症状,增强患者战胜疾病的信心;对表现焦虑的患者,教会患者缓解焦虑的方法,如听轻音乐、下棋、做游戏等娱乐活动,以分散注意力,减轻焦虑。

(七)健康指导

1.疾病知识指导

使患者了解 COPD 的相关知识,识别和消除使疾病恶化的因素,戒烟是预防 COPD 的重要且简单易行的措施,应劝导患者戒烟;避免粉尘和刺激性气体的吸入;避免和呼吸道感染患者接触,在呼吸道传染病流行期间,尽量避免去人群密集的公共场所。指导患者要根据气候变化,及时增减衣物,避免受凉感冒。学会识别感染或病情加重的早期症状,尽早就医。

2.康复锻炼

使患者理解康复锻炼的意义,充分发挥患者进行康复的主观能动性,制订个体化的锻炼计划,选择空气新鲜、安静的环境,进行步行、慢跑、气功等体育锻炼。在潮湿、大风、严寒气候时,避免室外活动。教会患者和家属依据呼吸困难与活动之间的关系,判断呼吸困难的严重程度,以便合理的安排工作和生活。

3.家庭氧疗

对实施家庭氧疗的患者,护理人员应指导患者和家属做到以下几点。

（1）了解氧疗的目的、必要性及注意事项；注意安全，供氧装置周围严禁烟火，防止氧气燃烧爆炸；吸氧鼻导管需每天更换，以防堵塞，防止感染；氧疗装置定期更换、清洁、消毒。

（2）告诉患者和家属宜采取低流量（氧流量 1～2 L/min 或氧浓度 25％～29％）吸氧，且每天吸氧的时间不宜少于 10 小时，因夜间睡眠时，部分患者低氧血症更为明显，故夜间吸氧不宜间断；监测氧流量，防止随意调高氧流量。

4.心理指导

引导患者适应慢性病并以积极的心态对待疾病，培养生活乐趣，如听音乐、培养养花种草等爱好，以分散注意力，减少孤独感，缓解焦虑、紧张的精神状态。

五、护理评价

氧分压和二氧化碳分压维持在正常范围内；能坚持药物治疗；能演示缩唇呼吸和腹式呼吸技术；呼吸困难发作时能采取正确体位，使用节能法；清除过多痰液，保持呼吸道通畅；使用控制咳嗽方法；增加体液摄入；减少症状恶化；根据身高和年龄维持正常体重；减少急诊就诊和入院的次数。

第二节　尿路感染

一、疾病概述

（一）概念

尿路感染（urinary tract infection，UTI）简称尿感，是各种病原微生物感染而引起的尿路急、慢性炎症。多见于育龄女性、老年人、尿路畸形及免疫功根据感染发生的部位，可分为上尿路感染和下尿路感染。上尿路感染主要是肾盂肾炎，下尿路感染主要是膀胱炎。

（二）相关病理生理

正常情况下，尿道口周围有少量细菌寄居，一般不会引起感染。尿路通畅时尿液能冲走绝大部分细菌；尿路黏膜可分泌杀菌物质 IgA、IgG；尿液含高浓度尿素和有机酸，pH 低，不利于细菌生长；男性排尿时前列腺液有杀菌作用。当尿道黏膜有损伤、机体抵抗力下降或入侵细菌毒力大、致病力强时，细菌可侵入尿道并沿尿路上行至膀胱、输尿管或肾脏而发生尿路感染。

(三)病因与易感因素

1.基本病因

主要为细菌感染,以革兰阴性杆菌为主,其中大肠埃希菌占70％以上,其次为副大肠埃希菌、变形杆菌、克雷伯杆菌等。致病菌常为一种,极少数为两种细菌以上混合感染。细菌的吸附能力是重要的致病力。

2.易感因素

(1)尿路梗阻:任何妨碍尿液自由流出的因素,如结石、前列腺增生、狭窄、肿瘤等均可导致尿液积聚,细菌不易被冲洗清除,而在局部大量繁殖引起感染。

(2)膀胱输尿管反流:输尿管壁内段及膀胱开口处的黏膜形成阻止尿液从膀胱输尿管口反流至输尿管的屏障,当其功能或结构异常时可使尿液从膀胱逆流到输尿管,甚至肾盂,导致细菌在局部定植,发生感染。

(3)机体免疫力低下:如长期使用免疫抑制剂、糖尿病、长期卧床、严重的慢性病等。

(4)妊娠:2％～8％妊娠妇女可发生尿路感染,与孕期输尿管蠕动功能减弱、暂时性膀胱输尿管活瓣关闭不全及妊娠后期子宫增大致尿液引流不畅有关。

(5)性别和性活动:女性尿道较短(约4 cm)而宽,距离肛门较近,开口于阴唇下方是女性容易发生尿路感染的重要因素。性生活时可将尿道口周围的细菌挤压入膀胱引起尿路感染。

(6)医源性因素:导尿或留置导尿管、膀胱镜和输尿管镜检查、逆行性尿路造影等可致尿路黏膜损伤、将细菌带入尿路,易引发尿路感染。据文献报道,即使严格消毒,单次导尿后,尿感的发生率为1％～2％,留置导尿管1天感染率约50％,超过3天者,感染发生率可达90％以上。

(四)临床表现

1.急性膀胱炎

主要为膀胱刺激征的表现:患者出现尿频、尿急、尿痛、下腹部不适等膀胱刺激征,常有白细胞尿,约30％有血尿,偶见肉眼血尿。

2.急性肾盂肾炎

起病较急,常出现寒战、高热、头痛、乏力、肌肉酸痛、食欲减退、恶心、呕吐等全身症状及尿频、尿急、尿痛、下腹部不适、血尿、脓尿、腰痛、肾区压痛或叩痛、输尿管点压痛等泌尿系统表现。并发症有肾乳头坏死和肾周脓肿。

3.无症状性菌尿

表现为患者有真性菌尿而无尿感的症状。

(五)辅助检查

1.血常规

急性期白细胞计数和中性粒细胞比例升高。

2.尿常规

尿液外观浑浊,尿沉渣镜检可见大量白细胞、脓细胞,白细胞管型有助于肾盂肾炎的诊断。

3.尿细菌学检查

可见真性菌尿。

4.影像学检查

可了解尿路情况,及时发现有无尿路结石、梗阻、反流、畸形等导致尿路感染反复发作的因素。对于反复发作的尿路感染应行静脉肾盂造影(IVP)。

(六)主要治疗原则

去除易感因素,合理使用抗生素,在未有药物敏感试验结果时,应选用对革兰阴性杆菌有效的抗菌药物,获得尿培养结果后,根据药敏试验选择药物。

(七)药物治疗

1.应用抗生素

抗生素可抑制或杀灭细菌,控制感染,改善尿路刺激症状。治疗常用的有复方磺胺甲噁唑口服;或氟喹酮类(氧氟沙星)每次 0.2 g,3 次/天;或头孢类(头孢噻肟钠)等,症状明显者予静脉用药。

2.应用碱性药物

碱性药物可以碱化尿液,增强抗菌药物的疗效,减轻尿路刺激的症状。常用的有碳酸氢钠口服,每次 1.0 g,3 次/天。

3.其他对症治疗

解热镇痛药,可降低体温缓解疼痛,增加患者舒适。常用萘普生 0.125 mg,口服或安痛定 2 mL 肌内注射。

二、护理评估

(一)一般评估

1.生命体征

感染严重时患者体温一般会升高;脉搏、呼吸会偏快;血压正常或偏低。

2.患者主诉

有无尿频、尿急、尿痛、腰痛等症状。

3.相关记录

尿量、尿液性状、饮食、皮肤等记录结果。

(二)身体评估

1.视诊

面部表情,是否为急性、痛苦面容。

2.触诊

腹部、膀胱区有无触痛压痛。

3.叩诊

肾区、输尿管行程有无压痛、叩击痛。

(三)心理-社会评估

患者在疾病治疗过程中的心理反应与需求,家庭及社会支持情况,引导患者正确配合疾病的治疗与护理。

(四)辅助检查结果评估

1.尿常规

尿中白细胞计数有无减少,有无出现白细胞管型。

2.尿细菌学检查

真性菌尿有助于疾病的诊断,清洁中段尿细菌定量培养菌落数$\geq 10^5/mL$,则为真性菌尿,如菌落计数$< 10^4/mL$为污染。膀胱穿刺尿定性培养有细菌生长也提示真性菌尿。

(五)尿路感染治疗常用药效果的评估

(1)抗生素一般用药72小时可显效,若无效则应根据药物敏感试验更改药物,必要时联合用药。

(2)口服磺胺类药物要注意有无磺胺结晶形成。

(3)服用解热镇痛药后体温的变化,注意体温过低或出汗过多引起虚脱。

三、主要护理诊断/问题

(一)排尿障碍

排尿障碍与尿感所致的尿路刺激征有关。

(二)体温过高

体温过高与急性肾盂肾炎有关。

(三)焦虑

焦虑与病程长、病情反复发作有关。

(四)潜在并发症

肾乳头坏死、肾周脓肿等。

(五)知识缺乏

缺乏预防尿路感染的知识。

四、护理措施

(一)适当休息

为患者提供安静、舒适环境,增加休息与睡眠时间。肾区疼痛明显时应卧床休息,嘱患者少站立或弯腰,必要时遵医嘱给予止痛剂。高热患者应卧床休息,体温超过 39 ℃时可采用冰敷、乙醇擦浴等措施进行物理降温,必要时药物降温。

(二)合理饮食

给予高蛋白、高维生素和易消化的清淡饮食,鼓励患者多饮水,每天饮水量不少于 2 000 mL,增加尿量,以冲洗膀胱、尿道、促进细菌和炎性分泌物排出,减轻尿路刺激症状。

(三)用药护理

1.合理用药

遵医嘱合理选用抗生素,注意观察疗效及药物不良反应。停服抗生素 7 天后,需进行尿细菌定量培养,如结果阴性表示急性细菌性膀胱炎已治愈;如仍有真性细菌尿,应继续给予 2 周抗生素治疗。

2.磺胺类药物

口服可引起恶心、呕吐、厌食等胃肠道反应,经肾脏排泄时易析出结晶,还可引起粒细胞减少等,服用时应多饮水并口服碳酸氢钠碱化尿液以减少磺胺结晶的形成和减轻尿路刺激征。

(四)心理护理

应向患者解释本病的特点及规律,说明紧张情绪不利于尿路刺激征的缓解,指导患者放松心态、转移注意力,消除紧张情绪及恐惧心理,积极配合治疗。

(五)健康教育

(1)个人卫生。指导患者保持良好的生活习惯,学会正确清洁外阴的方法,保持外阴清洁干燥,穿宽松合体的衣服,尽量不穿紧身内衣。

(2)多喝水、勤排尿、勿憋尿。

(3)按时、按量、按疗程坚持用药,勿随意停药,并定期随访,一旦出现尿路感染的症状,尽快诊治。

五、护理效果评估

(1)患者尿路刺激征是否减轻或消失。

(2)患者体温是否恢复正常。

(3)患者情绪是否稳定,能否积极配合治疗。

第三节 急性肾小球肾炎

一、疾病概述

(一)概念

急性肾小球肾炎(acute glomerulonephritis,AGN)简称急性肾炎,是一组起病急,以血尿、蛋白尿、水肿和高血压为特征的肾脏疾病,可伴有一过性肾损害。本病多见于链球菌感染后。

(二)相关病理生理

急性肾小球肾炎常发生于 β 溶血性链球菌引起的上呼吸道感染或皮肤感染后,链球菌的细胞壁成分或某些分泌蛋白刺激机体产生抗体,形成循环免疫复合物沉积于肾小球或原位免疫复合物种植于肾小球而最终发生免疫反应引起双肾脏弥漫性炎症。病理类型为毛细血管内增生性肾炎,呈弥漫性病变,以肾小球系膜细胞及内皮细胞为主,但肾小球病变不明显。

(三)病因与诱因

链球菌感染为主要病因,其他细菌、病毒和寄生虫的感染也可为致病因素。

(四)临床表现

急性肾炎发病前常有前驱感染,潜伏期为 1～3 周,起病急,病情轻重不一,预后大多较好。下面为典型的临床表现。

1.尿液改变

尿量减少,出现蛋白尿,血尿(常为首发症状)。

2.水肿

水肿为首发症状,见于 80% 以上的患者,多表现为晨起眼睑水肿,可伴双下肢水肿,重者可出现全身水肿、腹水和胸腔积液。

3.高血压

80% 的患者出现一过性的轻中度高血压,可随尿量增加,水钠潴留减轻而恢复正常。

4.肾功能异常

部分患者因尿量减少可出现一过性轻度氮质血症,随尿量增加可恢复正常,极少数患者可出现急性肾衰。

5.并发症

心力衰竭、高血压脑病、急性肾衰竭。

(五)辅助检查

1.尿液检查

几乎所有患者均有镜下血尿,尿蛋白多为(+)~(++)。

2.抗链球菌溶血素"O"抗体(ASO)测定

ASO 滴度可见升高。

3.血清补体测定

可检测总补体及补体 C3 的动态变化。

4.肾功能检查

可有一过性尿素氮升高。

(六)主要治疗原则

以对症治疗、卧床休息为主,积极控制感染和预防并发症,急性肾衰竭者予短期透析。

(七)药物治疗

1.利尿剂的应用

利尿剂可增加尿钠排出,减少体内水钠潴留,减轻水肿。常用噻嗪类利尿和保钾利尿剂合用,氢氯噻嗪 25 mg,3 次/天,氨苯蝶啶 50 mg,3 次/天,两者合用可提高利尿效果,并减少低钾血症的发生;襻利尿剂常用呋塞米,20~120 mg/d,

口服或静脉注射。

2.无肾毒性抗生素

青霉素、头孢菌素。

3.降压药

首选对肾脏保护作用的降压药,常用血管紧张素转换酶抑制剂(ACEI)(如卡托普利、贝那普利)和血管紧张素 II 受体阻滞剂(ARB)(如氯沙坦),两药降压同时,还可减轻肾小球高滤过、高灌注、高压力状态。

二、护理评估

(一)一般评估

1.生命体征

感染未控制时可有发热;水钠潴留致血容量增加可有血压升高、心率、呼吸加快。

2.患者主诉

发病前有无上呼吸道感染或皮肤感染;有无尿量减少、肉眼血尿;水肿发生的部位,有无腹胀等。

3.相关记录

身高、体重、饮食、睡眠及排便情况等。

(二)身体评估

1.视诊

皮肤是否完好,有无感染病灶;水肿的部位及程度等。

2.触诊

(1)测量腹围:观察有无腹水征象。

(2)观察颜面及全身水肿情况:根据每天水肿的部位记录情况与患者尿量情况作动态的综合分析,判断水肿是否减轻,治疗是否有效。

3.叩诊

腹部有无移动性浊音、有无胸腔积液,心界有无扩大。

4.听诊

两肺有无湿啰音和哮鸣音。

(三)心理-社会评估

了解患者对疾病的认识程度,有无因疾病而导致的焦虑、恐惧等不良情绪。

评估患者家庭及社会的支持情况。

（四）辅助检查结果评估

1.ASO 测定

ASO 滴度高低与链球菌感染有关,滴度明显升高说明近期有链球菌感染,但早期用青霉素后,滴度可不高。

2.补体测定

血清补体的动态变化是急性链球菌感染后急性肾炎的重要特征,发病初期补体 C3 明显下降,8 周内渐恢复正常。

（五）主要用药的评估

(1)利尿剂治疗时,尤其注意有无电解质紊乱,有无出现嗜睡、精神萎靡,呕吐、厌食、心音低钝、肌张力低或惊厥等症状。

(2)抗生素应用注意有无肾毒性。

三、主要护理诊断/问题

（一）体液过多

体液过多与肾小球滤过率下降导致水钠潴留有关。

（二）有皮肤完整性受损的危险

危险与皮肤水肿有关。

四、护理措施

（一）休息与活动

急性期要绝对卧床休息,待血压恢复正常、水肿消退、肉眼血尿消失后方可逐步增加活动量。

（二）病情观察

观察水肿的部位、特点、程度及消长情况,定期测量胸围、腹围、体重的变化,有利于治疗效果评估及判断有无胸腔积液、腹水的出现等,或作为调整输入量和速度、饮水量及利尿剂用量的依据。记录 24 小时出入量,监测尿量变化,监测生命体征,尤其是血压。观察有无心力衰竭、高血压脑病的表现,密切监测实验室检查结果。

（三）饮食护理

急性期的患者严格限制钠的摄入减轻水肿和心脏负荷。每天食盐量

1～2 g,水肿消退、血压下降,病情好转后可逐渐恢复正常饮食。有氮质血症时限制蛋白入量,给予足量的热量和维生素。尿量减少时注意控制水和钾的摄入。

(四)皮肤护理

保持皮肤清洁,防止皮肤破溃与感染。勿用力过大清洁皮肤,避免擦伤皮肤。重度水肿者避免肌肉内注射,应采取静脉途径保证药物准确及时输入。静脉穿刺时严格消毒皮肤,穿刺点在各层组织不在同一部位。定期观察水肿部位和皮肤情况,注意有无破溃、发红现象,及时处理异常情况。

(五)预防感染

保持环境清洁,定期空调消毒,定时开门窗通风换气,保持室内温度和湿度合适。尽量减少病区探访人次,限制上呼吸道感染者探访。病区的地板、桌子要用消毒水清洁。

(六)用药护理

注意观察利尿的疗效和不良反应。

(七)心理护理

多关心体贴患者,及时解答患者及家属的各种疑问,指导其保持乐观心态及稳定的情绪。

(八)健康教育

1.预防上呼吸道感染

解释本病与感染的关系,加强个人卫生、注意保暖,预防呼吸道等各种感染。

2.休息和活动

患病期间加强休息,病情稳定后可从事轻体力活动,痊愈后可参加体育活动,增强体质,1～2年内应避免重体力活动和劳累。

3.自我监测

指导患者自我监测血压,观察尿量、血尿、蛋白尿等,定时随访。

4.急需就诊的指标

诉患者如果出现下列任何一种情况,请速到医院就诊。

(1)尿量减少、血尿。

(2)面部、下肢水肿。

(3)感冒、发热。

五、护理效果评估

（1）患者肉眼血尿消失，血压回复都正常，水肿减轻或消退。

（2）患者有效预防高血压脑病及严重循环充血，活动耐力增加。

（3）患者掌握预防本病的知识。

第四节　慢性肾小球肾炎

一、疾病概述

（一）概念

慢性肾小球肾炎（chronic glomerulonephritis，CGN）简称慢性肾炎，是一组以血尿、蛋白尿、高血压和水肿为基本临床表现的肾小球疾病。其临床特点为病情迁延，病变缓慢进展，可伴不同程度的肾功能减退，最终将发展为慢性肾衰竭。

（二）相关病理生理

慢性肾炎可由多种病理类型引起，常见类型有系膜增生性肾炎、系膜毛细血管性肾炎、局灶性节段性肾小球硬化性、膜性肾病等。病变发展到后期，以上不同类型病理变化均可转化为不同程度的肾小球硬化，相应肾单位的肾小管萎缩、肾间质纤维化，肾脏体积缩小、皮质变薄。

（三）病因与诱因

病因尚不明确，多由各种原发性肾小球疾病发展而成，仅少数由急性肾炎发展所致。起始因素多为免疫介导炎症。

感染、劳累、妊娠、应用肾毒性药物、预防接种以及高蛋白、高磷、高脂饮食可引起肾损害，加快病情进展。

（四）临床表现

以青中年男性多见，多数起病隐匿，临床表现差异较大。蛋白尿和血尿出现较早且多较轻；早期水肿可有可无，多为眼睑或下肢的轻中度水肿，晚期可持续存在；90％以上患者有不同程度高血压；随着病情的发展逐渐出现夜尿增加，肾功能减退，最后发展为慢性肾衰竭而出现相应的临床表现。

（五）辅助检查

1.实验室检查

尿常规可检测是否出现尿异常（蛋白尿、血尿、管型尿）等；血常规可帮助对贫血及其程度的判断；肾功能检查可了解氮质血症、内生肌酐清除率的情况，有助于对肾功能损害程度的判断。

2.B超检查

晚期双肾脏缩小，皮质变薄。

（六）主要治疗原则

防止或延缓肾功能减退、改善或缓解临床症状及防治严重合并症。

（七）药物治疗

一般不宜用激素及细胞毒性药物。

1.降压药

应选择对肾脏有保护作用的降压药，首选血管紧张素转换酶抑制剂（ACEI）（如卡托普利、贝那普利）和血管紧张素Ⅱ受体阻滞剂（ARB）（如氯沙坦），两药在降压的同时，还可减轻肾小球高滤过、高灌注、高压力状态。

2.血小板解聚药

常用双嘧达莫 300～400 mg/d 或小剂量阿司匹林 50～300 mg/d，口服。

3.利尿剂

噻嗪类常用氢氯噻嗪 25 mg，每天 3 次；保钾利尿剂常用氨苯蝶啶 50 mg，每天 3 次；襻利尿药有呋塞米，20～120 mg/d，口服或静脉注射。

二、护理评估

（一）一般评估

1.生命体征

大部分患者可有不同程度的高血压。

2.患者主诉

有无尿量减少、泡沫尿、血尿；水肿的发生时间、部位、特点、程度、消长情况；血压是否升高，有无头晕头痛；有无气促，胸闷，腹胀等腹水，胸腔、心包积液的表现；有无发热、咳嗽、皮肤感染、尿路刺激征等。

3.相关记录

身高、体重、饮食、睡眠及排便情况等。

(二)身体评估

1.视诊

面部颜色(贫血);有无水肿(肾炎性水肿多从颜面部开始,肾病性水肿多从下肢开始);皮肤黏膜有无破损;腹部有无膨隆或蛙状腹。

2.触诊

(1)测量腹围:观察有无腹水征象。

(2)颜面、下肢水肿的情况:根据每天水肿的部位记录情况与患者尿量情况做动态的综合分析,判断水肿是否减轻,治疗是否有效。

3.叩诊

肾区有无叩击痛;腹部有无移动性杂音;肺下界移动范围有无变小;心界有无扩大。

4.听诊

两肺有无湿啰音和哮鸣音。

(三)心理-社会评估

了解患者的心理反应状况及社会支持情况,如医疗费用来源是否充足、家庭成员的关心程度等。

(四)辅助检查结果评估

1.尿液检查

有无血尿、蛋白尿,各种管型尿。

2.血液检查

注意有无红细胞和血红蛋白的异常;Scr 和 BUN 升高和 Ccr 下降的程度。

3.B 超检查

双侧肾脏是否为对称性缩小、皮质变薄。

4.肾活组织检查

可根据肾小球病变的病理类型,了解治疗效果及预后。

(五)主要用药的评估

1.利尿剂

尤其注意有无电解质紊乱,有无出现嗜睡、精神萎靡、呕吐、厌食、心音低钝、肌张力低或惊厥等症状。

2.降压药

理想的血压控制水平视蛋白尿程度而定,尿蛋白>1 g/d 者,血压最好控制在 125/75 mmHg 以下；尿蛋白＜1 g/d 者，最好控制在 130/80 mmHg 以下。

3.血小板解聚药

注意有无皮肤黏膜出血情况、血尿等出血征象。

三、主要护理诊断/问题

(一)体液过多

体液过多与肾小球滤过率下降、水钠潴留、低蛋白血症有关。

(二)营养失调

营养低于机体需要量与摄入量减少及肠道吸收减少有关。

(三)知识缺乏

缺乏本病防治知识。

四、护理措施

(一)休息与活动

注意多卧床休息，待血压稳定、水肿消退后增加活动量，以次日不觉疲劳为度。

(二)饮食护理

予优质低蛋白、低磷、高热量饮食，每天蛋白质入量控制在 0.6～0.8 g/kg，其中 60％以上为动物蛋白质；少尿者应限制水的摄入，每天入量为前一天 24 小时的尿量加上 500 mL；明显水肿、高血压者予低盐饮食。

(三)用药护理

严格按医嘱用药，并注意观察常用药的毒副反应，发现问题及时处理，控制输液总量及速度等。

(四)皮肤护理

同急性肾小球肾炎。

(五)健康教育

1.活动与休息指导

制订个体化的活动计划，注意休息，避免过度劳累。适当活动，增强抵抗力，预防各种感染。

2.饮食指导

解释优质低蛋白、低磷、低盐、高热量饮食的重要性，指导患者根据病情选择合适的食物和量。

3.用药指导

按医嘱用药,避免使用肾毒性药物。

4.病情监测

指导患者或家属学会自我监测血压及观察水肿程度和尿液的变化,定时复诊。

5.就诊的指标

告诉患者如果出现下列任何一种情况,请速到医院就诊。

(1)恶心、呕吐;头痛、头晕。

(2)面部、腹部、下肢肿胀。

(3)血尿、大量泡沫尿。

五、护理效果评估

(1)患者血压控制在良好状态。

(2)患者水肿减轻或消退。

(3)患者皮肤无损伤或感染。

(4)患者认识到饮食治疗的重要性,遵守饮食计划。

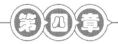

心胸外科护理

第一节　呼吸道异物

一、概述

气道异物阻塞(FBAO)是导致窒息的紧急情况,如不及时解除,数分钟内即可死亡。FBAO造成心脏停搏并不常见,但有意识障碍或吞咽困难的老人和儿童发生人数相对较多。FBAO是可以预防而避免发生的。

二、原因及预防

任何人突然呼吸骤停都应考虑到FBAO。成人通常在进食时易发生,肉类食物是造成FBAO最常见的原因。易导致FBAO的诱因有吞食大块难咽食物、饮酒后、老年人戴义齿或吞咽困难、儿童口含小颗粒状食物及物品。注意以下事项有助于预防FBAO,如:①进食切碎的食物,细嚼慢咽,尤其是戴义齿者。②咀嚼和吞咽食物时,避免大笑或交谈。③避免酗酒。④阻止儿童口含食物行走、跑或玩耍。⑤将易误吸入的异物放在婴幼儿拿不到处。⑥不宜给小儿需要仔细咀嚼或质韧而滑的食物(如花生、坚果、玉米花、果冻等)。

三、临床表现

异物可造成呼吸道部分或完全阻塞,识别气道异物阻塞是及时抢救的关键。

(一)气道部分阻塞

患者有通气,能用力咳嗽,但咳嗽停止时,出现喘息声。这时救助者不宜妨碍患者自行排出异物,应鼓励患者用力咳嗽,并自主呼吸。但救助者应守护在患者身旁,并监视患者的情况,如不能解除,即求救EMS系统。

FBAO 患者可能一开始表现为通气不良,或开始通气好,但逐渐恶化,表现乏力、无效咳嗽、吸气时高调噪声、呼吸困难加重、发绀。对待这类患者要同气道完全阻塞患者一样,须争分夺秒的救助。

(二)气道完全阻塞

患者已不能讲话,呼吸或咳嗽时,双手抓住颈部,无法通气。对此征象必须能够立即明确识别。救助者应马上询问患者是否被异物噎住,如果患者点头确认,必须立即救助,帮助解除异物。由于气体无法进入肺脏,如不能迅速解除气道阻塞,患者很快出现意识丧失,甚至死亡。如果患者已意识丧失、猝然倒地,则应立即实施心肺复苏。

四、治疗

(一)解除气道异物阻塞

对气道完全阻塞的患者必须争分夺秒地解除气道异物。通过压迫使气道内压力骤然升高的方法,产生人为咳嗽,把异物从体内排除。具体可采用以下方法。

1.腹部冲击法(HeimLish 法)

此法可用于有意识的站立或坐位患者。急救者站在患者身后,双臂环抱患者腰部,一手握拳,握拳手的拇指侧抵住患者腹部,位于剑突下与脐上的腹中线部位,再用另一手握紧拳头,快速向内向上使拳头冲击腹部,反复冲击腹部直到把异物排出。如患者意识丧失,即开始 CPR。

采用此法后,应注意检查有无危及生命的并发症,如胃内容物反流造成误吸、腹部或胸腔脏器破裂。除必要时,不宜随便使用。

2.自行腹部冲击法

气道阻塞患者本人可一手握拳,用拇指抵住腹部,部位同上,再用另一只手握紧拳头,用力快速向内、向上使拳头冲击腹部。如果不成功,患者应快速将上腹部抵压在一硬质物体上,如椅背、桌缘、护栏,用力冲击腹部,直到把异物排出。

3.胸部冲击法

患者是妊娠末期或过度肥胖者时,救助者双臂无法环抱患者腰部,可用胸部冲击法代替HeimLish法。救助者站在患者身后,把上肢放在患者腋下,将胸部环抱住。一只手拳的拇指侧放在胸骨中线,避开剑突和肋骨下缘,另一只手握住拳头,向后冲压,直至把异物排出。

(二)对意识丧失者的解除方法

1.解除 FBAO 中意识丧失

救助者立即开始 CPR。在 CPR 期间,经反复通气后,患者仍无反应,急救人员应继续 CPR,严格按30∶2按压/通气比例。

2.发现患者时已无反应

急救人员初始可能不知道患者发生了 FBAP,在反复通气数次后,患者仍无反应,应考虑到 FBAO。可采用以下方法。

(1)在 CPR 过程中,如果有第二名急救人员在场,一名实施救助,另一名启动 EMSS,患者保持平卧。

(2)用舌-上颌上提法开放气道,并试用手指清除口咽部异物。

(3)如果通气时患者胸廓无起伏,重新摆正头部位置,注意开放气道状态,再尝试通气。

(4)异物清除前,如果通气仍未见胸廓起伏,应考虑进一步抢救措施(如Kelly 钳,Magilla 镊,环甲膜穿刺/切开术)开通气道。

(5)如异物取出,气道开通后仍无呼吸,需继续缓慢人工通气。再检查脉搏、呼吸、反应。如无脉搏,即行胸外按压。

五、急救护理

急性呼吸道异物短时间内可危及生命,护士必须有强烈的风险意识,争分夺秒地协助抢救治疗工作。

(一)做好抢救准备

备氧气、吸引器、电动负压吸引器、纤维支气管镜、直接喉镜、气管插管及气管切开包等急救物品。使用静脉留置针建立静脉通道。完善术前准备,与手术室联系,做好气管、支气管镜检查的准备。询问过敏史。一旦出现极度呼吸困难,立即协助医师抢救,给予氧气吸入。

(二)病情观察

密切观察患者的呼吸情况,判断异物所在部位及运动情况。异物进入喉部及声门下时,患者有剧烈呛咳、喉喘鸣、声嘶、面色发绀、吸气性呼吸困难,可在数分钟内引起窒息。发现上述情况立即报告医师抢救。观察双肺呼吸动度是否相同、两侧呼吸音是否一致,吸气时胸骨上窝、锁骨上窝、肋间隙有无凹陷,有无喘鸣、口唇发绀、咳嗽及咳嗽的性质,有无颈静脉怒张及颈胸部皮下气肿。持续监护生命体征和血氧饱和度,记录各项目的基础数据。观察有无颅内压增高或颅内出血的征象,注意瞳孔大小、神经反射,有无惊厥、四肢震颤及肌张力增高或松弛等。

(三)尽量保持患者安静

安排在单人间,保持环境安静。使患者卧床,安定情绪,避免紧张,集中进行检查和治疗,尽量避免刺激。减少患儿哭闹,避免因大哭导致异物突然移位阻塞对侧支气管或卡在声门后引起窒息或增加耗氧量。禁饮食。

(四)向患者及家属介绍手术过程及注意事项

确定实施经气管镜取异物者,遵医嘱给予阿托品等术前用药。向患者及家属介绍手术的过程,术中、术后可能发生的并发症,配合治疗及护理的注意事项等。检查手术知情同意书是否签字。

(五)术后护理

(1)全麻术后麻醉尚未清醒前,设专人护理,取平卧位,头偏向一侧,防止误吸分泌物,及时吸净患者口腔及呼吸道分泌物,保持呼吸道通畅,持续吸氧。

(2)严密观察呼吸的节率、频率及形态,保持呼吸道通畅,血氧饱和度应保持在 95%～100%。观察有无口唇发绀、烦躁不安、鼻翼翕动,注意呼吸有无喉鸣或喘鸣音,监测心电和血氧饱和度。检查口腔中有无分泌物和血液,观察双侧胸部呼吸动度是否对称一致。触诊患者颈部、胸部有无皮下气肿,如有应及时通知医师处理,并标记气肿的范围,以便动态观察。检查患者牙齿有无松动或脱落,并详细记录。

(3)了解术中情况和处理结果,包括异物是否取出、异物的种类、有无异物残留,术中是否发生呼吸暂停、出血、心力衰竭、气胸等并发症,便于有预见性和针对性的护理。

(4)并发症的观察与护理。①喉头水肿:婴幼儿患者,施行支气管镜取出异物术后,可发生喉头水肿。如患儿出现声音嘶哑、烦躁不安、吸气性呼吸困难等症状,应考虑有喉头水肿。此时密切观察呼吸,有无口唇、面色发绀等窒息的前驱症状。遵医嘱给予吸氧,应用足量抗生素及激素,定时雾化吸入。经上述处理仍无缓解,并呈进行性加重,及时告知医师,必要时行气管切开术解除梗阻。②气胸和纵隔气肿:术后患者出现咳嗽、胸闷、不同程度的呼吸困难应考虑可能并发气胸。立即听诊双肺呼吸音,密切观察呼吸情况、血氧饱和度等,及时通知医师。做好紧急胸腔穿刺放气和胸腔闭式引流的准备,并做好相应护理。③支气管炎、肺炎:注意呼吸道感染的早期征象。反复出现体温升高、咳嗽、气促、多痰等,在确定无异物残留的情况下应考虑并发支气管炎、肺炎等感染。应鼓励患者咳嗽,帮助其每小时翻身一次,定时拍背,促进呼吸道分泌物排出,必要时超声雾化吸入,湿化气道、稀释痰液,便于咳出。根据医嘱给予抗生素治疗。

(六)健康指导

呼吸道异物是最常见的儿童意外危害之一,但可以预防。应加强宣传教育,使人们认识呼吸道异物的危险性,掌握预防知识。

(1)避免给幼儿吃花生、瓜子、豆类等带硬壳的食物,避免给孩子玩能够进入口、鼻孔的细小玩具。

(2)教育儿童进食应保持安静,避免其间逗笑、哭闹、嬉戏或受惊吓,以免深吸气时将食物误吸入气道。

(3)教育儿童不要口中含物玩耍。成人要纠正口中含物作业的不良习惯。

(4)加强对昏迷及全麻患者的护理,防止呕吐物吸入下呼吸道,活动义齿应取下。

第二节 食管异物

食管异物是临床常见急诊之一,常发生于幼童及老人缺牙者。食管自上而下有 4 个生理狭窄,食管入口为第一狭窄,异物最常停留在食管入口。

一、食管异物的常见原因

(1)进食匆忙,食物未经仔细咀嚼而咽下,发生食管异物。

(2)进餐时注意力不集中,大口吞吃混有碎骨的汤饭。

(3)松动的牙齿或义齿脱落或使用义齿咀嚼功能差,口内感觉欠灵敏,易误吞。

(4)小儿磨牙发育不全,食物未充分咀嚼或将物件放在口中玩耍误咽等。

(5)食管本身的疾病如食管狭窄或食管癌时引起管腔变细。

二、食管异物的临床分级

(1)Ⅰ级:食管壁非穿透性损伤(食管损伤达黏膜、黏膜下层或食管肌层,未穿破食管壁全层），伴少量出血或食管损伤局部感染。

（2）Ⅱ级：食管壁穿透性损伤，伴局限性食管周围炎或纵隔炎，炎症局限且较轻。

（3）Ⅲ级：食管壁穿透性损伤并发严重的胸内感染（如纵隔脓肿、脓胸），累及邻近器官（如气管）或伴脓毒症。

（4）Ⅳ级：濒危出血型，食管穿孔损伤，感染累及主动脉，形成食管-主动脉瘘，发生致命性大出血。

三、食管异物的临床表现

（1）吞咽困难：小异物虽有吞咽困难，但仍能进流汁食；大异物并发感染可完全不能进食，重者饮水也困难。小儿患者常有流涎症状。

（2）疼痛：异物较小或较圆钝时，常仅有梗阻感。尖锐、棱角异物刺入食管壁疼痛明显，吞咽时疼痛更甚，患者常能指出疼痛部位。

（3）呼吸道症状：异物较大，向前压迫气管后壁时，或异物位置较高，未完全进入食管内压迫喉部时，可有呼吸困难。

（4）食管异物致食管穿破而引起感染者发生食管周围脓肿或脓胸，则可有胸痛、吐脓。损伤血管表现为呕血、黑粪、休克甚至死亡。

四、治疗原则

食管镜下取出异物；有食管穿孔者应禁经口进食、水，采用鼻饲及静脉给予营养；颈深部或纵隔脓肿形成者切开引流；给足量有效抗生素治疗；对症、支持治疗。

五、急救护理

（一）护理目标

（1）密切观察病情变化，使患者迅速接受治疗，提高救治成功率。

（2）协助患者迅速进入诊疗程序，完善围手术期护理。

（3）预防各种并发症，提高救治成功率。

（4）保持呼吸道通畅，增加患者舒适感。

（5）帮助患者及家庭了解食管异物的有关知识。

（二）护理措施

1.密切观察病情变化

Ⅲ级、Ⅳ级食管异物患者病情危重、多变，胸腔、纵隔受累多见，而大血管损伤出血死亡率最高。

(1)给予持续心电、血压监护,密切监视心率和心律的变化。必要时需监测中心静脉压和血氧饱和度,随时观察患者的意识、神志变化。

(2)观察患者疼痛的部位、性质和持续时间,胸段食管异物痛常在胸骨后或背;异物位于食管上段时,疼痛部位常在颈根部或胸骨上窝处,为诊断提供依据。

(3)观察有无呕血,估计出血量。观察大便次数、性质和量。注意肢体温度和湿度,睑结膜、皮肤与甲床色泽,如有异常及时通知医师。

(4)记录24小时出入量,病情危重者应记录每小时尿量。

(5)监测体温变化。食管穿孔后伴有局部严重感染,体温是观察、判断治疗效果的重要指标之一,每2小时测量1次。如体温过高应给予物理降温,防止高热惊厥,如出现体温不升,伴血压下降、脉搏细速、面色苍白应警惕有大出血的发生,要及时报告医师。

(6)随时监测电解质,患者有不明原因的腹胀和肌无力要警惕低血钾,结合检查结果及时补钾。

(7)注意全身基础疾病的护理。既往有糖尿病、肝硬化等全身基础疾病者,预后极差。合并糖尿病患者,需监测血糖,维持在正常范围。合并高血压者,加强血压监测。

2.食管异物取出术的围手术期护理

(1)患者入院后,详细询问病史,包括时间、吞入异物的种类、异物是否有尖、吞咽困难及疼痛部位、有无呛咳史等,以便与气管异物鉴别。及时进行胸部 X 线检查,确定异物存留部位,并通知患者禁食,备好手术器械,配合医师及早手术。

(2)注意患者有无疼痛加剧、发热及食管穿孔等并发症的症状。

(3)患者因异物卡入食管,急需手术治疗,常表现为精神紧张、恐惧,应耐心做好解释工作,说明手术的目的、过程,消除患者不良心理,并指导其术中如何配合,避免手术中患者挣扎,使异物不能取出或引起食管黏膜损伤等并发症。

(4)对异物嵌顿时间过长、合并感染、水与电解质紊乱者,首先应用有效的抗菌药物,静脉补液,给予鼻饲,补充足够的水分与营养,待炎症控制,纠正酸碱平衡紊乱后,及时进行食管镜检查加异物取出术。

(5)术前30分钟注射阿托品,减少唾液分泌,以利手术。将患者送入手术室,应将术前拍摄的胸片送入手术室,为手术医师提供异物存留部位的相关资料,避免手术盲目性。

(6)术后及时向术者了解手术过程是否顺利,异物是否取出,有无残留异物,并注意体温、脉搏、呼吸的变化,严密观察有无颈部皮下气肿、疼痛加剧、进食后呛咳、胸闷等症状。术后若出现颈部皮下气肿,局部疼痛明显或放射至肩背部,X线检查见纵隔气肿等,提示食管穿孔可能。

(7)术后禁食6小时,如病情稳定,可恢复软质饮食,如有食管黏膜损伤或炎症者,勿进食过早,应禁食48小时以上,以防引起食管穿孔,对发生穿孔者,应给予鼻饲,同时注意观察钾、钠、氯及非蛋白氮的变化,防止发生或加重水与电解质紊乱,从而加重病情。

3.并发症的护理

(1)食管周围炎:食管周围脓肿是较常见的并发症,常表现为局部疼痛加重,吞咽困难和发热。应严密观察病情,注意局部疼痛是否加剧,颈部是否肿胀,有无吞咽困难及呼吸困难等,定时测量体温、脉搏、呼吸,体温超过39℃者,在给予药物降温的同时,进行物理降温,按时、按量应用抗菌药物,积极控制炎症,给予鼻饲,加强口腔护理。

(2)食管气管瘘的护理:卧床休息,严密观察病情变化,应用大量有效的抗生素、静脉补液、鼻饲饮食,控制病情发展,避免发生气胸。对发生气胸者,进行胸腔闭式引流术,并严格按胸腔闭式引流术常规护理。

(3)食管主动脉瘘的护理:食管主动脉瘘是食管异物最严重的致死性并发症,重点应在预防,避免发生。一旦疑为此并发症,应严密观察出血先兆,从主动脉损伤到引起先兆性出血潜伏期一般5天~3周,此期间应注意观察患者有无胸骨后疼痛、不规则低热等症状,同时做好抢救的各种准备工作,根据患者情况,配合医师进行手术治疗。

4.保持呼吸道通畅

食管异物严重并发症多有气道压迫和肺部感染,通气功能往往受到影响,应加强气道管理。

(1)给予半卧位,减轻压迫症状和肺淤血,以利于呼吸。

(2)吸氧:对呼吸困难、低氧血症患者应给予鼻导管或面罩吸氧,并监测血氧饱和度,定时行血气分析。

(3)及时清除气道分泌物:协助患者变换体位,轻拍其背部,鼓励咳嗽,促进呼吸道分泌物排除。对痰液黏稠者,应给予雾化吸入以稀释痰液,利于咳出;必要时可予以吸痰。

(4)有呼吸困难者,应做好气管插管和气管切开的准备。气管切开后做好气管切开护理,及时有效地吸痰。

5.维持营养和水、电解质平衡

(1)密切观察病情,严格记录出入量,准确分析、判断有无营养缺乏、失水等表现。

(2)做好胃管护理:食管穿孔患者安置胃管最好在食管镜下进行,避免盲法反复下插加重食管损伤。留置胃管者,要保持通畅、固定,防止脱出。管饲饮食要合理配搭,保证足够的热量和蛋白质,适当的微量元素和维生素,以促进伤口愈合。管饲的量应满足个体需要,一般每天1 500～3 000 mL不等,具体应结合输入液量、丢失液量和患者饮食量来确定。

(3)维持静脉通畅:外周静脉穿刺困难者,应给予中心静脉置管,保证液体按计划输入。低位食管穿孔要禁止胃管管饲,可给予静脉高营养或胃造瘘。

(4)若有其他严重的基础疾病,应注意相应的特殊饮食要求,如糖尿病要控制糖的摄入,心脏病和肾脏病需限制钠盐及水分,以免顾此失彼。

6.做好心理护理,适时开展健康教育

由于病情重,病程长,患者往往有不良情绪反应,应关心、爱护患者,多与其交谈,建立良好的护患关系;介绍有关疾病的知识、治疗方法及效果,将检查结果及时告知患者,提高遵医率,消除不良情绪。在与患者交流中应介绍该病的预防知识,以防止疾病的发生。

(三)健康教育

食管异物虽不及气管异物危险,但仍是事故性死亡的一个原因,在护理上应予重视,加强卫生宣教,可减少食管异物发生,食管异物发生后尽早取出异物,可减少或避免食管异物所致的并发症。

(1)教育人们进食不宜太快,提倡细嚼慢咽,进食时勿高声喧哗、大笑。

(2)教育儿童不要把小玩具放在口中玩耍,小儿口内有食物时不宜哭闹、嬉笑奔跑等。工作时不要将钉子之类的物晶含在口中边做事边从口中取用,以免误吞。

(3)照顾好年岁已高的老人,松动假牙应及时修复,戴假牙者尤应注意睡前将假牙取出,吃团块食物宜切成小块等。昏迷患者或做食管、气管镜检查者,应取下假牙。

(4)强酸、强碱等腐蚀性物品要标记清楚,严格管理,放在小孩拿不到的地方。

(5)误吞异物后要及时到医院就诊,不要强行自吞。切忌自己吞入饭团、韭菜等食物,以免加重损伤或将异物推入深部,增加取出难度。

第三节　胸主动脉瘤

胸主动脉瘤指的是从主动脉窦、升主动脉、主动脉弓、降主动脉至膈水平的主动脉瘤,是由于各种原因造成的主动脉局部或多处向外扩张或膨出而形成的包块,如不及时诊断、治疗,病死率极高。

由于先天性发育异常或后天性疾病,引起动脉壁正常结构的损害,主动脉在血流压力的作用下逐渐膨大扩张形成动脉瘤。胸主动脉瘤可发生在升主动脉、主动脉弓、降主动脉各部位。

胸主动脉瘤常见发病原因:①动脉粥样硬化。②主动脉囊性中层坏死,可为先天性病变。③创伤性动脉瘤。④细菌感染。⑤梅毒。

胸主动脉瘤在形态学上可分为囊性、梭形和夹层动脉瘤 3 种病理类型(胸主动脉瘤分类)。

一、临床表现

胸主动脉瘤仅在压迫或侵犯邻近器官和组织后才出现临床症状。常见症状为胸痛,肋骨、胸骨、脊椎等受侵蚀以及脊神经受压迫的患者症状尤为明显。气管、支气管受压时可引起刺激性咳嗽和上呼吸道部分梗阻,致呼吸困难;喉返神经受压可出现声音嘶哑;交感神经受压可出现Honer综合征;左无名静脉受压可出现左上肢静脉压高于右上肢静脉压。升主动脉瘤体长大后可导致主动脉瓣关闭不全。

急性主动脉夹层动脉瘤多发生在高血压动脉硬化和主动脉壁中层囊性坏死的患者。症状为突发剧烈的胸背部撕裂样疼痛;随着壁间血肿的扩大,继之出现相应的压迫症状,如昏迷、偏瘫、急性腹痛、无尿、肢体疼痛等。若动脉瘤破裂,则患者很快死亡。

二、评估要点

(一)一般情况

观察生命体征有无异常,询问患者有无过敏史、家族史、高血压病史。

(二)专科情况

(1)评估并严密观察疼痛性质和部位。

(2)评估、监测血压变化。

(3)评估外周动脉搏动情况。

(4)评估呼吸系统受损的情况。

(5)评估有无排便异常。

三、护理诊断

(一)心排血量减少

其与瘤体扩大、瘤体破裂有关。

(二)疼痛

疼痛与疾病有关。

(三)活动无耐力

这与手术创伤、体质虚弱、伤口疼痛有关。

(四)知识缺乏

缺乏术前准备及术后康复知识。

(五)焦虑

焦虑与疾病突然发作、即将手术、恐惧死亡有关。

四、诊断

通过胸部 CT、MRI、超速螺旋 CT 及三维成像、胸主动脉造影、数字减影造影等影像学检查可明确胸主动脉瘤的诊断,可清楚了解主动脉瘤的部位、范围、大小、与周围器官的关系,不仅为胸主动脉瘤的治疗提供可靠的信息,并且可以与其他纵隔肿瘤或其他疾病进行鉴别诊断。对于主动脉夹层动脉瘤的诊断,关键在于医师对其有清晰的概念和高度的警惕性,对青壮年高血压患者突然出现胸背部撕裂样疼痛,以及出现上述症状者应考虑该病,并选择相应的检查以确定诊断。

五、治疗

(一)手术治疗

手术切除动脉瘤是最有效的外科治疗方法。

(1)切线切除或补片修补:较小的囊性动脉瘤,主动脉壁病变比较局限者,可游离主动脉瘤后,于其颈部放置钳夹,切除动脉瘤,根据情况直接缝合或用补片修补缝合切口。

（2）胸主动脉瘤切除与人工血管移植术：梭形胸主动脉瘤或夹层动脉瘤，若病变较局限者，可在体外循环下切除病变胸主动脉，用人工血管重建血流通道。

（3）升主动脉瘤切除与血管重建术：对于升主动脉瘤或升主动脉瘤合并主动脉瓣关闭不全的患者，应在体外循环下进行升主动脉瘤切除人工血管重建术，或应用带人工瓣膜的复合人工血管替换升主动脉，并进行冠状动脉口移植（Bentall 手术）。

（4）对主动脉弓部动脉瘤或多段胸主动脉瘤的手术方法，主要在体外循环合并深低温停循环状态下经颈动脉或锁骨下动脉进行脑灌注，做主动脉弓部切除和人工血管置换术（图 4-1、图 4-2）。

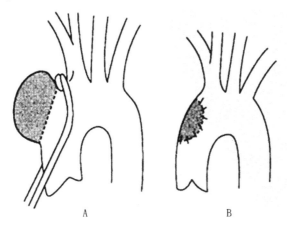

图 4-1　囊型主动脉瘤切除术

A.放置钳夹，切除动脉瘤；B.主动脉壁补片修补

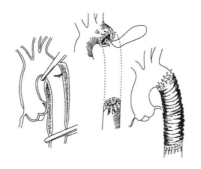

图 4-2　降主动脉瘤切除及人工血管置换术

（二）介入治疗

近年来由于覆膜人工支架的问世，为胸主动脉瘤的治疗提供了新的治疗方

法和手段。一大部分胸主动脉瘤均可通过置入覆膜人工支架而得到治疗,且手术成功率高,并发症相对手术明显减少。

六、护理措施

(一)术前准备

(1)给予心电监护,密切观察生命体征改变,做好急诊手术准备。

(2)卧床制动,保持环境安静,情绪稳定。

(3)充分镇静、止痛,用降压药控制血压在适当的水平。

(4)吸烟者易并发阻塞性呼吸道疾病,术前宜戒烟,给予呼吸道准备。

(二)术后护理

(1)持续监测心电图变化,密切观察心率改变、心律失常、心肌缺血等,备好急救器材。

(2)控制血压稳定,防止术后吻合口瘘,血压的监测以有创动脉压监测为主,术后需分别监测上下肢双路血压,目的是及时发现可能出现的分支血管阻塞及组织灌注不良。

(3)术后保持中心静脉导管通畅,便于快速输液、肠外营养和测定中心静脉压。

(4)监测尿量:以了解循环状况、液体的补充、血管活性药物的反应、肾功能状况、肾灌注情况等。

(5)一般情况和中枢神经系统功能的观察:皮肤色泽与温度、外周动脉搏动情况是反应全身循环灌注的可靠指标。术后对瞳孔、四肢与躯干活动、精神状态、定向力等的观察是了解中枢神经系统功能的最基本指标。术中用深低温停循环的患者常苏醒延迟,这时应注意区分是麻醉状态还是昏迷状态。

(6)体温的监测:体温的监测能反应组织灌注状况,特别是比较肛温与末梢温度差别更有意义。当温差>5 ℃时,为末梢循环不良,间接的反应血容量、心功能状况。同时应注意低温体外循环后体温反跳升高,要进行必要的降温处理。

(7)观察单位时间内引流液的颜色、性质、量,准确记录。

(8)及时纠正酸中毒和电解质紊乱:术后早期,每4小时做1次动脉血气分析和血电解质测定。根据血电解质测定和尿量,及时补钾。

七、应急措施

胸主动脉瘤破裂可出现急性胸痛、休克、血胸、心脏压塞症状,患者可能很快死亡。所以重点应在于及时的诊断和治疗,预防胸主动脉瘤破裂的发生。

八、健康教育

(1)注意休息,适量活动,循序渐进地增加活动量。若运动中出现心率明显加快,心前区不适,应立即停止活动,需药物处理,及时与医院联系。

(2)注意冷暖,预防感冒,及时发现和控制感染。

(3)出院后按医嘱服用药物,在服用地高辛时要防止中毒。

(4)合理膳食,多食高蛋白、高维生素、营养价值高的食物,如瘦肉、鸡蛋、鱼类等食物,以增加机体营养、提高机体抵抗力,但不要暴饮暴食。

(5)遵医嘱定时复查。

第四节　心　脏　损　伤

心脏损伤是暴力作为一种能量作用于机体,直接或间接转移到心脏所造成的心肌及其结构的损伤,直至心脏破裂。心脏损伤又有闭合性和穿透性损伤的区别。

一、闭合性心脏损伤

心脏闭合性损伤又称非穿透性心脏损伤或钝性心脏损伤。实际发病率远比临床统计的要高。许多外力作用都可以造成心脏损伤,包括:①暴力直接打击胸骨传递到心脏。②车轮碾压过胸廓,心脏被挤压于胸骨椎之间。③腹部或下肢突然受到暴力打击,通过血管内液压作用到心脏。④爆炸时高击的气浪冲击。

(一)心包损伤

心包损伤指暴力导致的心外膜和/或壁层破裂和出血。

1.分类

心包是一个闭合纤维浆膜,分为脏、壁两层。心包伤分为胸膜-心包撕裂伤和膈-心包撕裂伤。

2.临床表现

单纯心包裂伤或伴少量血心包时,大多数无症状,但如果出现烦躁不安、气急、胸痛,特别当出现循环功能不佳、低血压和休克时,则应想到急性心脏压塞的临床征象。

3.诊断

(1)ECG:低电压、ST 段和 T 波的缺血性改变。

(2)二维 UCG:心包腔有液平段,心排幅度减弱,心包腔内有纤维样物沉积。

4.治疗

心包穿刺术(图 4-3)、心包开窗探查术(图 4-4)、开胸探查术。

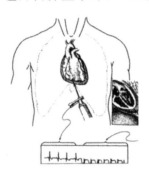

图 4-3　心包穿刺示意图

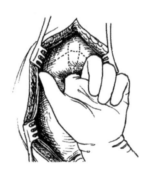

图 4-4　心包探查示意图

(二)心肌损伤

所有因钝性暴力所致的心脏创伤,如果无原发性心脏破裂或心内结构(包括间隔、瓣膜、腱束或乳头肌)损伤,统称心肌损伤。

1.原因

一般是由于心脏与胸骨直接撞击,心脏被压缩所造成的不同程度心肌损伤,最常见的原因是汽车突然减速时方向盘的撞击。

2.临床表现

主要症状取决于创伤造成心肌损伤的程度和范围。轻度损伤可无明显症状;中度损伤出现心悸、气短或一过性胸骨后疼痛;重度可出现类似心绞痛症状。

3.检查方法

ECG:轻度无改变,异常 ECG 分两类:①心律失常和传导阻滞。②复极紊乱。X 线片:一般无明显变化。UCG:可直接观测心脏结构和功能变化,在诊断心肌挫伤以评估损伤程度上最简便、快捷、实用。

4.治疗

主要采用非手术治疗。①一般心肌挫伤的处理:观察 24 小时,充分休息检查 ECG 和CPK-MD。②有 CDA 者:在 ICU 监测病情变化,可进行血清酶测定除外 CAD。③临床上有低心排血量或低血压者:常规给予正性肌力药,必须监测 CVP,适当纠正血容量,避免输液过量。

(三)心脏破裂

闭合性胸部损伤导致心室或心房全层撕裂,心腔内血液进入心包腔和经心包裂口流进胸膜腔。患者可因急性心脏压塞或失血性休克而死亡。

1.原因

一般认为外力作用于心脏后,心腔易发生变形并吸收能量,当外力超过心脏耐受程度时,即出现原发性心脏破裂。

2.临床表现

血压下降、中心静脉压高、心动过速、颈静脉扩张、发绀、对外界无反应;伴胸部损伤,胸片显示心影增宽。

3.诊断

(1)ECG:观察 ST 段和 T 段的缺血性改变或有无心梗图形。

(2)X 线和 UCG:可提示有无心包积血和大量血胸的存在。

4.治疗

紧急开胸解除急性心脏压塞和修补心脏损伤是抢救心脏破裂唯一有效的治疗措施。

二、穿透性心脏损伤

该损伤以战时多见,按致伤物质不同可分为火器伤和刃器伤两大类。

(一)心脏穿透伤

1.临床表现

主要表现为失血性休克和急性心脏压塞。前者早期有口渴、呼吸浅、脉搏细、血压下降、烦躁不安和出冷汗;后者有呼吸急促、面唇发绀、血压下降、脉搏细速、颈静脉怒张并有奇脉。

2.诊断

(1)ECG:血压下降 ST 段和 T 波改变。

(2)UCG:诊断价值较大。

(3)心包穿刺:对急性心脏压塞的诊断和治疗都有价值。

3.治疗

快速纠正血容量,并迅速进行心包穿刺或同时在急诊室紧急气管内插管进行开胸探查。

(二)冠状动脉穿透伤

冠状动脉穿透伤是心脏损伤的一种特殊类型,即任何枪弹或锐器在损伤心脏的同时也刺伤冠状动脉,主要表现为心外膜下的冠状动脉分支损伤,造成损伤远侧冠状动脉供血不足。

1.临床表现

单纯冠脉损伤,可出现急性心脏压塞或内出血征象。冠状动脉瘘者心前区可闻及连续性心脏杂音。

2.诊断

较小分支损伤很难诊断;较大冠脉损伤,ECG 主要表现为创伤相应部位出现心肌缺血和心肌梗死图形。若心前区出现均匀连续性心脏杂音,则提示有外伤性冠状动脉瘘存在。

3.治疗

冠脉小分支损伤可以结扎;主干或主要分支损伤可予以缝线修复;如已断裂则应紧急行 CAB 术。

三、护理问题

(一)疼痛

疼痛与心肌缺血有关。

(二)有休克的危险

休克与大量出血有关。

四、护理措施

(一)维持循环功能,配合手术治疗

(1)迅速建立静脉通路。

(2)在中心静脉压及肺动脉楔压监测下,快速补充血容量,积极抗休克治疗并做好紧急手术准备。

(二)维持有效的呼吸

(1)半卧位,吸氧;休克者取平卧位或中凹卧位。

(2)清除呼吸道分泌物,保持呼吸道通畅。

(三)急救处理

(1)心脏压塞的急救:一旦发生,应迅速进行心包穿刺减压术。

(2)凡确诊为心脏破裂者,应做好急症手术准备,充分备血。

(3)出现心脏停搏立即进行心肺复苏术。

(4)备好急救设备及物品。

(四)心理护理

严重心脏损伤者常出现极度窘迫感,应提供安静舒适的环境,采取积极果断的抢救措施,向患者解释治疗的过程和治疗计划,使患者情绪稳定。

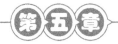

妇产科护理

第一节　盆腔炎性疾病

一、病因及发病机制

女性生殖系统具有比较完善的自然防御功能,当自然防御功能遭到破坏,或机体免疫力降低、内分泌发生变化或外源性病原体入侵而导致子宫内膜、输卵管、卵巢、盆腔腹膜、盆腔结缔组织发生炎症。感染严重时,可累及周围器官和组织,当病原体毒性强、数量多、患者抵抗力低时,常发生败血症及脓毒血症,若未得到及时治疗可能发生盆腔炎性疾病后遗症。

二、临床表现

(一)症状

轻者无症状或症状轻微不易被发现,常表现为持续性下腹痛,活动或性交后加重;发热、阴道分泌物增多等。重者可表现为寒战、高热、头痛、食欲减退;月经期发病者可表现为经量增多、经期延长;腹膜炎者出现消化道症状,如恶心、呕吐、腹胀等;若脓肿形成,可有下腹包块及局部刺激症状。

(二)体征

(1)急性面容、体温升高、心率加快。

(2)下腹部压痛、反跳痛及肌紧张。

(3)检查见阴道充血;大量脓性臭味分泌物从宫颈口外流;穹隆有明显触痛;宫颈充血、水肿、举痛明显;子宫体增大有压痛且活动受限;一侧或双侧附件增厚,有包块,压痛。

三、辅助检查

(1)实验室检查:宫颈黏液脓性分泌物,或阴道分泌物0.9%氯化钠溶液湿片中见到大量白细胞;红细胞沉降率升高;血C-反应蛋白升高;宫颈分泌物培养或革兰染色涂片淋病奈瑟菌阳性或沙眼衣原体阳性。

(2)阴道超声检查:显示输卵管增粗,输卵管积液,伴或不伴有盆腔积液、输卵管卵巢肿块。

(3)腹腔镜检查:输卵管表面明显充血;输卵管壁水肿;输卵管伞端或浆膜面有脓性渗透物。

(4)子宫内膜活组织检查证实子宫内膜炎。

四、治疗

(一)急性盆腔炎

主要为及时足量的抗生素药物治疗,必要时手术治疗。

(二)盆腔炎性疾病后遗症

多采用综合性治疗方案控制炎症,同时注意增强身体抵抗力,缓解症状。

五、护理评估

(一)健康史

(1)了解既往疾病史、用药史、月经史及药物过敏史。

(2)了解流产、分娩的时间、经过及处理。

(3)了解本次患病的起病时间、症状、疼痛性质、部位、有无全身症状。

(二)心理-社会评估

1.对健康问题的感受

是否存在因无明显症状或症状轻,而不重视致延误治疗。

2.对疾病的反应

是否由于慢性疾病过程长,患者思想压力大而产生焦虑、烦躁情绪;若病情严重,则担心预后,患者往往有恐惧、无助感。

3.家庭、社会及经济状况

是否存在因炎症反复发作,严重影响妇女生殖健康甚至导致不孕,且增加家庭与社会经济负担。

六、护理措施

(一)一般护理

病房整洁、安静,保持床单位清洁、舒适,注意室内空气流通,避免交叉感染;测量生命体征,定期巡视病房,细致观察病情变化及治疗反应等,发现异常及时报告医师,做好护理记录和书面交班,危重患者床边交班。

(二)症状护理

(1)分泌物增多,同阴道炎护理。

(2)支持疗法:卧床休息,取半卧位,有利于脓液积聚于直肠子宫陷凹,使炎症局限;给高热量、高蛋白、高维生素饮食或半流质饮食,及时补充丢失的液体;对出现高热的患者,采取物理降温,出汗时及时更衣,保持身体清洁舒服;若患者腹胀严重,应行胃肠减压。

(3)症状观察:密切监测生命体征,测体温、脉搏、呼吸、血压,每4小时1次;物理降温后30分钟测体温,以观察降温效果。若患者突然出现腹痛加剧、寒战、高热、恶心、呕吐、腹胀,应立即报告医师,同时做好剖腹探查的准备。

(三)用药护理

1.门诊治疗

指导患者遵医嘱用药,了解用药方案并告知注意事项。

(1)常用方案:头孢西丁钠2 g,单次肌内注射,同时口服丙磺舒1 g,然后改为多西环素100 mg,每天2次,连服14天,可同时加服甲硝唑400 mg,每天2~3次,连服14天;或选用其他第三代头孢菌素与多西环素、甲硝唑合用。

2.住院治疗

严格遵医嘱用药,了解用药方案并密切观察用药反应。

(1)头孢霉素类或头孢菌素类药物:头孢西丁钠2 g,静脉滴注,每6小时1次。头孢替坦二钠2 g,静脉滴注,每12小时1次。加多西环素100 mg,每12小时1次,静脉输注或口服。对不能耐受多西环素者,可用阿奇霉素替代,每次500 mg,每天1次,连用3天。对输卵管卵巢脓肿患者,可加用克林霉素或甲硝唑。

(2)克林霉素与氨基糖苷类药物联合方案:克林霉素900 mg,每8小时1次,静脉滴注;庆大霉素先给予负荷量(2 mg/kg),然后予维持量(1.5 mg/kg),每8小时1次,静脉滴注;临床症状、体征改善后继续静脉应用24~48小时,克林霉素改口服,每次 450 mg,1 天 4 次,连用 14 天;或多西环素 100 mg,每 12 小时 1 次,连续用药 14 天。

3.观察药物疗效

若用药后 48～72 小时,体温持续不降,患者症状加重,应及时报告医师处理。

4.中药治疗

主要为活血化瘀、清热解毒药物。可遵医嘱指导服中药或用中药外敷腹部,若需进行中药保留灌肠,按保留灌肠操作规程完成。

(四)手术护理

1.了解手术指征

(1)药物治疗无效:经药物治疗 48～72 小时,体温持续不降,患者中毒症状加重或包块增大者。

(2)脓肿持续存在:经药物治疗病情好转,继续控制炎症数天(2～3 周),包块仍未消失但已局限化。

(3)脓肿破裂:突然腹痛加剧、寒战、高热、恶心、呕吐、腹胀,检查腹部拒按或有中毒性休克表现。

2.手术前准备及手术后护理

(1)术前护理。①饮食护理:外阴、阴道手术及恶性肿瘤手术或可能涉及肠道的手术,术前 3 天进无渣半流质饮食,术前一天进流质饮食,手术前 8 小时禁食,术前 4 小时禁饮。②皮肤准备:腹部手术备皮范围是上起剑突水平,两侧至腋中线,下至大腿内上侧 1/3 及会阴部。阴道手术上起耻骨联合上 10 cm,两侧至腋中线,下至外阴部、肛门周围、臀部及大腿内侧上 1/3。腹腔镜手术患者重点做好脐周清洁,清除脐窝污垢。③肠道准备:清洁肠道应遵医嘱于术前 3 天、术前 1 天、手术当天灌肠或清洁灌肠,也可以口服缓泻剂代替多次灌肠。④阴道准备:遵医嘱术前 1 天或前 3 天行阴道冲洗或擦洗,每天 1～2 次。

(2)术后护理。①床边交班:术毕返回病房,责任护士向手术室护士及麻醉师详细了解术中情况,包括麻醉类型、手术范围、术中出血量、尿量、用药情况、有无特殊注意事项等;及时为患者测量血压、脉搏、呼吸;观察患者神志;检查输液、腹部伤口、引流管、背部麻醉管、镇痛泵、阴道流血情况等,认真做好床边交班并详细记录。②术后体位:术后回病房根据麻醉方式决定体位,硬膜外麻醉者去枕平卧 6～8 小时,全麻患者未清醒时应去枕平卧,头偏向一侧。然后根据不同手术指导患者采取不同体位,如外阴癌根治术应采取平卧位,腹部手术可采取半卧位。③监测生命体征:通常术后每 15～30 分钟测量一次脉搏、呼吸、血压,观察患者神经精神状态,4～6 小时平稳后可根据手术大小及病情改为每 4 小时 1 次或遵医嘱监测并记录。④饮食护理:术后 6 小时禁食禁饮,根据病情遵医嘱开始进食流质,然后半流质饮食,最后过渡到普食。⑤伤口护理:观察伤口有无渗血、渗液或敷料脱落情况,有无阴道流血,发现异常应报告医师及时处理。⑥导尿管护理:保持导尿管通畅,观察并记录尿量、颜色、性质,手术当天每小时尿量应不少于 100 mL,至少 50 mL,如有异常,及时通知医师。根据手术范围及病情术后留置导尿管 1～14 天,保持会阴清洁,每天 2 次会阴擦洗,防止发生泌尿系感染,导尿管拔除后 4～6 小时应督促并协助患者自行排尿,以免发生尿潴留。⑦引流管护理:包括盆、腹腔引流管,可经腹部或阴道放置,合理固定引流管,注意保持引流管通畅,避免扭曲、受压及脱落,注意观察引流液的颜色、性状及量并做好记录。一般 24 小时内引流液不超过 200 mL,性状应为淡血性或浆液性,引流量逐渐减少,根据引流量,一般留置 24～48 小时,引流量<10 mL 便可拔除。拔管后,注意观察置管伤口的愈合情况。⑧活动指导:鼓励尽早下床活动,暂时不能下床的患者需勤翻身、四肢适当活动,可以改善胃肠功能,预防或减轻腹胀,协助并教会患者做踝足运动,预防静脉血栓的发生。术后第一次下床的患者起床需缓慢,有护士或家属陪护,防止因直立性低血压引起晕厥。⑨疼痛护理:伤口疼痛,通常术后 24 小时内最为明显,可以更换体位减轻伤口张力,遵医嘱给予止痛药;腹腔镜手术术后 1～2 天因二氧化碳气腹原因可引起双肋部及肩部疼痛,即串气痛,多可自行缓解,适当活动四肢可减轻症状,必要时使用镇痛剂。

(五)心理护理

(1)关心患者,倾听患者诉说,鼓励患者表达内心感受,通过与患者进行交流,建立良好的护患关系,尽可能满足患者的合理需求。

(2)加强疾病知识宣传,解除患者思想顾虑,增加其对治疗的信心。

(3)与家属沟通,指导家属关心患者,与患者及家属共同探讨适合个人的治疗方案,取得家人的理解和帮助,减轻患者心理压力。

七、健康指导

(1)向患者讲解盆腔炎性疾病的疾病知识,告知及时就诊和规范治疗的重要性。

(2)个人卫生指导:保持会阴清洁做好经期、孕期及产褥期的卫生宣传。

(3)性生活指导及性伴侣治疗:注意性生活卫生,月经期禁止性交。

（4）饮食生活指导：给高热量、高蛋白、高维生素饮食，增加营养，积极锻炼身体，注意劳逸结合，不断提高机体抵抗力。

（5）随访指导：对于抗生素治疗的患者，应在 72 小时内随诊，明确有无体温下降、反跳痛减轻等临床症状改善。若无改善，需做进一步检查。对沙眼衣原体以及淋病奈瑟菌感染者，可在治疗后 4～6 周复查病原体。

第二节　多囊卵巢综合征

多囊卵巢综合征（polycystic ovarian syndrome，PCOS）是最常见的妇科内分泌疾病之一，以雄激素过高的临床或生化表现、持续无排卵、卵巢多囊改变为特征，常伴有胰岛素抵抗和肥胖。

一、发病机制

发病机制可能涉及下丘脑-垂体-卵巢轴调节功能异常；胰岛素抵抗和高胰岛素血症；肾上腺内分泌功能异常。

二、临床表现

（一）状

月经失调；不孕。

（二）体征

多毛、痤疮；肥胖；黑棘皮病。

三、辅助检查

（一）基础体温测定

表现为单相型基础体温曲线。

（二）B 超检查

卵巢增大，一侧或两侧卵巢多囊改变。连续监测未见主导卵泡发育及排卵迹象。

（三）诊断性刮宫

应选在月经前数天或月经来潮 6 小时内进行，刮出的子宫内膜呈不同程度增殖改变,无分泌期改变。

(四)腹腔镜检查

见卵巢增大,包膜增厚,表面光滑,呈灰白色,有新生血管。包膜下显露多个卵泡,无排卵征象,无排卵孔、无血体、无黄体。

(五)内分泌测定

雄激素水平高、雌激素改变、促性腺素变化、胰岛素抵抗、血清催乳素水平升高,腹部肥胖者应检测空腹血糖及口服葡萄糖耐量试验,还应检测空腹胰岛素及葡萄糖负荷后血清胰岛素。

四、治疗

以调整月经周期、降低血雄激素水平、改善胰岛素抵抗以及有生育要求者促排卵为主,兼以调整生活方式,控制体重。

五、护理评估

(一)健康史

详细询问患者月经史,包括初潮年龄、月经周期、经期、经量等情况,询问患者及其家族的既往疾病史,了解患者生育史、血压、体重、饮食、运动状况等。

(二)心理-社会评估

(1)多毛、痤疮等高雄激素的临床表现和肥胖,可能导致自我形象紊乱和自尊低下。

(2)不孕患者担心家人不理解,影响家庭关系。

六、护理措施

(一)一般护理

(1)注意患者进食状况,给予高蛋白、高维生素饮食,进食不足或全身营养状况极差者应按医嘱给予支持疗法,静脉补充营养。

(2)指导个人卫生,保持外阴清洁,尤其对大量阴道排液患者应每天冲洗外阴1~2次,防止发生感染,鼓励并指导患者勤擦身、更衣,保持床单清洁,注意室内空气流通。

(3)出现恶病质应加强观察,记录出入量,按医嘱补液。

(4)协助完成血常规、血型及凝血功能检查,并交叉配血备用。

(二)症状护理

(1)月经失调者需定期合理应用药物调整月经周期。

(2)肥胖者应控制饮食和增加运动以降低体重、缩小腰围,可增加胰岛素敏感性,降低胰岛素、睾酮水平,从而恢复排卵及生育功能。

(三)用药护理

遵医嘱合理正确使用药物。

1.调整月经周期

(1)避孕药:为雌孕激素联合周期疗法,常用口服短效避孕药,周期性服用,疗程一般为3~6个月,可重复使用,能有效抑制毛发生长和治疗痤疮。口服避孕药不宜用于有血栓性疾病、心脑血管疾病及40岁以上吸烟的女性。青春期女孩应用口服避孕药前,应做好充分的知情同意。服药初期可能出现食欲缺乏、恶心、呕吐、乏力、头晕、乳房胀痛等反应,一般不需特殊处理。

(2)孕激素:后半周期疗法,适用于无严重高雄激素症状和代谢紊乱的患者。于月经周期后半期(第16~25天)口服地屈孕酮片10 mg,每天1次,共10天,或肌内注射孕酮20 mg,每天1次,共5天。

2.降低血雄激素水平

(1)复方醋酸环丙孕酮:高雄激素血症治疗首选药物。从自然月经或撤退出血第1~5天服用,每天1片,连续服用21天。停药约5天开始撤退性出血,撤退出血第1~5天重新开始用药。至少3个月。告知患者停药后高雄激素症状将恢复。

(2)糖皮质激素:适用于雄激素过多为肾上腺来源或肾上腺和卵巢混合来源者,常用药物为地塞米松,每晚0.25 mg口服,剂量不宜超过每天0.5 mg,以免过度抑制垂体-肾上腺轴功能。

3.改善胰岛素抵抗

可采用二甲双胍,常用剂量为每次口服500 mg,每天2~3次,3~6个月复诊,了解月经和排卵情况,复查血胰岛素。二甲双胍常见不良反应是胃肠道反应,餐中用药可减轻反应。严重的不良反应是可能发生肾功能损害和乳酸性酸中毒,需定期复查肾功能。

4.诱发排卵

氯米芬为一线促排卵药物,从自然月经或撤退出血第1~5天开始口服,每天1次,每次50 mg,共5天。如无排卵,遵医嘱可增加剂量。氯米芬抵抗患者可给予二线促排卵药物,如促性腺激素等。诱发排卵时易发生卵巢过度刺激综合征,需严密监测。

(四)手术护理

1.手术指征

严重的多囊卵巢综合征患者及对促排卵治疗无效者需行手术治疗。

2.手术方式

腹腔镜下卵巢打孔术或卵巢楔形切除术。

(五)心理护理

(1)告知患者坚持治疗的重要性,多毛、痤疮、肥胖等症状会逐步缓解或消除,纠正自我形象紊乱,增强自尊心。

(2)告知患者通过规范治疗,有可能受孕,同时和家属沟通,希望家人给予患者理解和鼓励,保持家庭关系和睦。

七、健康指导

(1)为患者讲解疾病知识以及生活方式的调整对疾病的影响,无论是否有生育要求,均应控制饮食、加强身体锻炼,控制体重;戒烟戒酒,避免抽烟喝酒影响自身内分泌。

(2)指导患者饮食应以低脂高蛋白为主,少食用动物脂肪,鼓励食用新鲜低糖水果、蔬菜和粗粮,避免辛辣刺激的食物。

(3)说明遵医嘱合理用药的重要性,详细讲解药物的作用、不良反应及具体用药方法。

(4)多囊卵巢综合征常发病于青春期和生育期,以无排卵、不孕和肥胖、多毛等临床表现为主;中老年则出现因长期代谢障碍导致高血压、糖尿病、心血管疾病等,还可能增加子宫内膜癌、乳腺癌的发病率,因此要指导患者坚持长期正规的治疗,以减少远期并发症的发生。

第三节　子宫内膜异位症

一、概述

子宫内膜异位症是由生长在子宫腔以外的身体其他部位(不包括子宫肌层)

的子宫内膜所引起的一种病变。异位的子宫内膜,其组织结构与正常位置的子宫内膜相同,有腺体,也有间质;月经周期中受卵巢激素的影响,亦可出现增生或分泌期改变。但这种形态学上完全良性的内膜组织却可像恶性肿瘤一样播散、种植与转移。本病多发生在 30～40 岁的妇女,20 岁前后发病者并不少见,但未有月经初潮前发病者。患者常有不孕,一旦妊娠,异位的内膜组织可呈蜕膜样变,患者的症状得以暂时或永久性缓解。绝经后,异位的内膜随卵巢的萎缩而退化吸收。

　　子宫内膜异位症是一种始于细胞水平而终止于以盆腔疼痛和不孕为特点的持续性病变,近数 10 年来,对其进行了大量不懈的研究。综合文献对子宫内膜异位症的研究过程大致可分为 3 个阶段。

　　第一阶段。普遍认为子宫内膜异位症的经典症状为进行性痛经、不孕、盆腔紫色结节和卵巢巧克力囊肿,并认识到异位的子宫内膜和在位的子宫内膜一样对周期性卵巢激素发生反应。据此,临床上采用大剂量孕激素造成假孕,以及丹那唑造成的类似经绝期闭经,使异位内膜发生蜕膜样变化,最终发生萎缩。在此阶段,外科手术治疗也是主要的治疗手段之一,剖腹病灶清除的保守手术和对晚期病变的子宫加附件切除的根治手术,均为普遍应用的治疗方法。为了防止病灶的残留和复发,还采用了手术前后的药物联合治疗,治疗后的症状缓解率达85％左右,妊娠率 30％～40％。治疗的效果与患者的年龄,病变的分期,手术的技巧有密切的关系。

　　第二阶段。此阶段的两大特点:一是腹腔镜技术的不断改进和完善,以及应用的普遍性,使对子宫内膜异位症的早期病变有了进一步的认识,并开拓了不同于经典治疗的新观点,特别是对有生育要求的年轻患者的治疗更趋保守,期待疗法也获得不少学者们的支持。腹腔镜治疗子宫内膜异位症的适应证进一步扩大,在很大范围内已逐步取代常规外科手术,并取得相当满意的疗效。另一特点是 GnRHa 在治疗子宫内膜异位症中的广泛应用,它作为一种对整个垂体、卵巢轴的全面抑制剂,在抑制病灶和恢复正常解剖生理功能方面受到普遍的重视。

　　第三阶段。近数年来,对子宫内膜异位症的病理生理学的基础研究,取得了新的进展。早期微小病灶与临床症状的不相关性,引起了重视。研究发现子宫内膜异位症患者腹腔液内巨噬细胞活性增强,种植的内膜组织可以产生一系列的细胞因子和生长因子,这些因子通过自分泌与旁分泌机制与巨噬细胞之间有密切的相互作用关系,对异位内膜在腹膜上的种植和生长起重要作用,并对生殖过程产生细胞毒作用。以上发现揭开了对子宫内膜异位症的病理生理学认识的新的一页。

但迄今为止,关于子宫内膜异位症的真正病理生理学机制并未最终阐明,促使异位内膜种植和生长能力的因素至今仍属不明。今后进一步从这些方面进行深入的研究,必将改变目前临床限于处理子宫内膜异位症的最终阶段状态,直接指导临床对早期病变的根治,从而防止疾病向晚期发展。

二、病因与病理

(一)发病机制

子宫内膜异位症是一种良性病变。然而,其发病何以如此广泛,又如何形成病变,目前对此尚无定论,但是根据病情的实际情况,提出以下几种致病因素。

1.种植学说

1921 年 Sampson 提出子宫内膜随经血通过输卵管逆流种植的学说。至今,经血逆流的理论仍被大多数人所接受,其根据是盆腔中逆流的月经血中可以找到存活的内膜细胞。手术瘢痕的子宫内膜异位症是内膜种植学说的有力证据。但用 Samp son 学说不能解释盆腔外的子宫内膜异位症。此外,医源性播散亦支持种植学说,如典型的例子是剖宫取胎后的腹壁瘢痕子宫内膜异位症,占腹壁瘢痕子宫内膜异位症的 90% 左右。

2.血源-淋巴性散播学说

子宫内膜组织可以通过血行和淋巴向远处转移,但全身的子宫内膜异位症不应如此少见。这是否与机体的免疫功能相关,尚难定论。

3.免疫学说

免疫机制在子宫内膜异位症的发生、发展等环节起重要作用。近年来研究表明,子宫内膜异位症发病可能为免疫抑制与免疫促进失衡导致免疫失控所致。在疾病发展早期,机体表现积极的免疫的反应,此时 NK 细胞、巨噬细胞数目增加,淋巴细胞活性增强,细胞毒作用增强,启动多种途径清除异位内膜残片。但内膜组织释放的有害因子(如免疫抑制因子)与免疫系统相互作用的消长过程中,诱发免疫系统释放一系列的反馈因子,协同作用进一步抑制免疫活性细胞对异位内膜的清除,并使免疫系统逆转为免疫促进现象,即由免疫细胞释放一系列活性因子,促进异位内膜的种植、黏附、增生。该病的临床特点及自身抗体可能为单克隆激活模式,表明它具有自身免疫性疾病的特征。

(二)病理

子宫内膜异位症的主要病理变化为异位种植的子宫内膜随卵巢甾体激素的

变化而发生周期性出血,血液、分泌液及组织碎片聚集,在组织间隙内,病灶周围产生炎性样的反应,纤维组织增生,形成粘连。在病变处出现紫褐色斑点或水泡,最后形成大小不等的紫蓝色结节或包块。最常发生的部位为靠近卵巢的盆腔腹膜及盆腔器官表面。子宫骶韧带占76%,直肠子宫陷凹占70%,卵巢占55.2%。

1.腹膜子宫内膜异位症

腹膜子宫内膜异位症病灶的外观可分为色素沉着型及无色素沉着型两种。色素沉着型为典型病灶,呈黑色或紫蓝色结节,肉眼容易辨认。无色素沉着型为早期病变,具有多种表现形式,有红色火焰样病灶,白色透明病变,黄棕色斑,及圆形腹膜缺损等形式。微小的病灶只有在腹腔镜下或在显微镜下才能看到,称为显微镜下病灶。此种病灶比色素沉着型病变更具有活性,常与原因不明性不孕症同时存在。

显微镜下,异位内膜组织含有4种成分:子宫内膜腺体、子宫内膜间质、纤维素及血液。通常需要存在两种以上的成分才能诊断子宫内膜异位症。由于病灶内反复出血坏死,上述典型的组织学结构可能被破坏而难以发现,以致出现临床与病理不一致的现象。典型病灶的组织学检查有24%为阴性结果。无色素沉着型病灶组织学检查的阳性率为50%。

异位子宫内膜腺体的功能性变化有别于正常子宫内膜,其形态的变化并不完全受卵巢激素周期变化的影响。不同异位灶甚至同一病灶的不同部位,异位内膜对激素轴的调节反应方式及程度不一,其间质细胞与腺上皮细胞均见有很大差异。其原因与病灶组织甾体激素受体减少有关,有报道大多数异位病灶有孕激素受体的表达,而仅30%的病灶含有雌激素受体,且含量明显降低,因而对激素敏感性降低。此外局部瘢痕组织包绕,阻断了其与外界的血流通道,以及腺上皮与间质关系的改变,均可造成不同步现象。

2.卵巢子宫内膜异位囊肿

卵巢子宫内膜异位囊肿(又称卵巢巧克力囊肿)卵巢子宫内膜异位囊肿较多见,卵巢内膜异位病灶可分为微小病变型和典型病变型两种。微小病变型可见卵巢的表面及表层呈棕色或蓝红色斑点及仅数毫米大小的小囊,有时可融合成桑葚样结构,反复出血穿破与周围组织粘连。典型病变,因异位组织侵及卵巢皮质,在卵巢皮质内生长,随月经周期激素的变化反复出血,而使囊内液呈黑色、柏油样、巧克力色,故又名巧克力囊肿,当囊内压增加时,囊壁可出现小裂隙,内容物溢出,引起局部炎性反应及组织纤维化,导致卵巢与邻近器官紧密粘连。

卵巢子宫内膜异位囊肿的镜下特点变化很大,有时缺乏典型的组织学改变。在卵巢表面的异位病灶,大多能见到较为完整的腺体组织;病灶较小的部位,也能看到类似正常的内膜组织。囊肿壁由于受内容物的压迫,扩大变薄,上皮变薄或破坏,因而临床上常不易得到卵巢子宫内膜异位瘤的组织学证据。

(三)辅助诊断

1.实验室检查

(1)CA125 检查。卵巢癌相关抗原 CA125 是来源于体腔上皮细胞的表面抗原,是一种高分子糖蛋白,主要存在于子宫内膜、宫颈上皮、输卵管、腹膜、胸膜和心包膜上。这些组织细胞表面的 CA125 抗原脱落后进入人体腔。在血液、宫颈黏液、乳汁、唾液、羊水和腹腔液等体液内均有较高浓度的表达,唾液中有 CA125 浓度较血清中高一倍,腹腔液中的浓度较血液中高 100 倍。CA125 的浓度随月经周期而波动,在子宫内膜周期中以增生期最低,黄体期开始上升,月经期最高。卵巢肿瘤、盆腔炎、子宫内膜异位症和早孕等 CA125 的浓度升高。血清中的浓度变化与病灶的大小和病变的严重程度呈正相关。临床上以此指标辅助诊断以上疾病,并可监测疾病的转归和评估疗效。由于 CA125 在不同的疾病间,可发生交叉的反应,使其特异性降低而不能单独作为诊断的指标。

子宫内膜异位症患者体液中的 CA125 浓度升高,其浓度与子宫内膜异位症的临床呈正相关并随月经周期而波动,这一特点有助于鉴别子宫内膜异位症与其他妇科疾病。血中 CA125 的浓度与疾病的分期成正比,血清 CA125 浓度$\geqslant 35$ u/mL 为诊断子宫内膜异位症的标准,其敏感性 44%,特异性 88%左右,阳性预测率 72%,阴性预测率 70%。腹腔液 CA125 的浓度可直接反应子宫内膜异位症病情,其浓度较血清高出 100 多倍。因此,其意义比血清大,是诊断轻度子宫内膜异位症的一个重要手段。腹腔液中浓度标准为$\geqslant 2\,500$ u/mL,诊断敏感性达 83%,特异性为 64%,阳性预测率为 57%,阴性预测率为 88%。但特异性不高。如结合与 B 超、CT 或 MRI,可提高其诊断率。此外,术前测定 CA125 有助于选择腹腔镜检时间。如术前 CA125 升高,提示有异位病灶存在,选择在经期病灶增大、出血、腹膜表面有阳性表现时进行腹腔镜检可降低漏诊率。

(2)抗子宫内膜抗体。抗子宫内膜抗体是子宫内膜异位症的标志抗体,其靶抗原是子宫内膜腺体细胞中一种孕激素依赖的糖蛋白,分子量 26 000~40 000,其产生与异位子宫内膜的刺激及机体免疫内环境失衡有关。许多学者用不同方法测出子宫内膜异位症患者血液中含有抗子宫内膜抗体,其敏感性在 56%~75%,特异性在 90%~100%。患者经达那唑及 GnRHa 治疗后,血清中抗子宫内膜抗体明显降低。故测定抗子宫内膜抗体有助于子宫内膜异位症的诊断与疗效观察。

2.影像学诊断

超声检查通常应用在子宫内膜异位症Ⅲ～Ⅳ期的患者,盆腔内形成了子宫内膜异位囊肿,多见卵巢巧克力囊肿。声像图不易与卵巢肿瘤相区别,需结合临床和其他检查予以鉴别。一般在盆腔内可探及单个或多个囊肿,囊肿直径一般为5～6 cm,很少>10 cm。由于血液机化和纤维沉积,内膜异位囊壁较厚且粗糙不平,囊肿多与周围组织紧密粘连,特别与子宫粘连较紧。月经期由于囊肿内出血,B超下可稍增大。一般将卵巢子宫内膜异位症的声像图分为4种类型:囊肿型、多囊型、混合型和实体型。

弥漫型子宫腺肌病声像图:①子宫增大。子宫呈均匀性增大,在纵或横切面常显示子宫后壁增厚较前壁明显。子宫、大小多为≤3个月妊娠子宫,其三径之和平均>20 cm多见。子宫表面光滑,形态呈球形多见。人们发现子宫的大小在月经期前后常有变化,即子宫在月经期增大,肌层内的液性小暗区明显。而在月经期后子宫则较经期相对为小。这可能与子宫肌层内的积血小囊中的血液部分被吸收以及月经期后子宫充血被改善有关。②内部回声。根据弥漫型子宫腺肌病的病理组织结构的不同,其内部回声有2种。液性小暗区征:由于在弥漫型的子宫肌层内有呈增生期或分泌期反应的异位内膜岛,其异位内膜腺体扩张,腺腔内含有蛋白液体或陈旧积血,以致在子宫肌层内形成散在的小囊腔,并使异位内膜周围的平滑肌细胞和纤维结缔组织呈反应性增生。在这样的病理组织结构之间存在着很强的声阻抗界面。因此,在声像图上显示均匀性增大的子宫肌层内有散在分布、形态不规则、大小不等的液性小暗区征。在小暗区的周边可显示分布不均匀的强回声光点。光点与暗区常常相互构成编织状征。强回声区:其病理组织结构特点为子宫肌层内只有间质细胞及呈反应性增生的平滑肌细胞和纤维结缔组织,而无异位内膜腺体成分,两者之间无声阻抗差别界面。因此,声像图上显示均匀性增大的子宫肌层内仅见分布尚均匀的强回声光点,常以后壁为明显,而显示不出液性小暗区的声像图,即间质性子宫肌腺病。

局限型子宫腺肌病的声像图:显示子宫多呈不规则形增大,表面凸凹不平,少数子宫大小正常。在子宫的纵横切面上均可见单个或多个呈实质非均质性光团,其内部回声以强回声光点为主,间有少量的散在分布不均的低回声或液性小暗区。光团常位于子宫后壁及双侧子宫角部,稍突起。亦可突向宫腔,类似黏膜下肌瘤。但无论做哪种切面扫查,均只能显示瘤体一侧突向宫腔,另一例与子宫肌层相连,且与肌层之间的界限不清,亦无瘤蒂。而黏膜下肌瘤常有瘤蒂,且整个呈实质均质性光团(瘤体)位于宫腔内。

局限型子宫腺肌病亦称腺肌瘤,其大小一般<3.0 cm,1.0 cm多见。少数腺肌瘤可>7.0 cm,酷似子宫肌瘤,但无假包膜暗带回声。

合并子宫肌瘤的声像图:两种类型的子宫腺肌病均可合并子宫肌瘤。其声像图特征为子宫明显增大,呈不规则形多见。在子宫纵、横切面图上均可同时显示出子宫腺肌病和子宫肌瘤的声像图特征,两者在声像图上往往不易鉴别。

合并盆腔内膜异位症的声像图:在声像图上除了可在子宫切面内显示子宫腺肌病的声像图特征,还可在子宫一侧或双侧附件区或直肠凹显示出囊性包块,即卵巢巧克力囊肿或呈不规则形的低回声小光团(盆腔内膜异位结节)。巧克力囊肿的声像图特征详述如下。①呈非纯净性的囊性包块,即囊内呈液性暗区间散在分布的强光点回声,强光点多积存在囊底部,如用探头加压振动包块时,可见强光点随之漂动。②囊肿内壁厚而毛糙。其后方有呈内收状的增强效应。③囊肿多位于子宫后方,且与子宫粘连。盆腔内膜异位结节常位于子宫直肠凹、骶骨韧带、子宫后壁浆膜面上。在纵、横向扫查子宫时,常可在上述部位显示多个<2.0 cm大小,形态不规则的低回声光团。如使用直肠水囊法或阴道探头扫查盆腔时,这种声像图特征则更清楚。

3.子宫输卵管造影(HSG)

子宫输卵管造影(HSG)子宫内膜异位症的HSG影像图特征:①子宫不规则增大,宫体边缘有小囊状阴影;②子宫内树枝状或火炬状阴影,宫体和宫底的两侧缘有毛刷状改变;③双侧输卵管可受压,也可因粘连而增宽;④造影剂在盆腔内弥散不均匀。

子宫以外的异位灶可根据病变的部位行胸片、直肠镜检查。在可疑有泌尿道异位病变时,可做肾盂造影,分泌性和逆行性造影可诊断梗阻部位;病灶波及膀胱时,可行膀胱镜检。卵巢异位B超可发现巧克力囊肿,但无特征性。病变的活组织检查及用激素试验性治疗对确诊有很大帮助。

4.CT和MRI检查

多数患者的诊断及随访以超声诊断为主,CT扫描多表现为边界、轮廓不清、密度不均匀的病灶,有出血者显示为高密度,局部积液为低密度。

MRI的表现多变,根据所用脉冲序列不同及病灶内成分的不同而不同。完全出血性病灶在T_1、T_2加权图像上为均一密度的高信号,T_2加权图像上信号升高。子宫腺肌瘤往往含有较多的二价铁离子,其顺应磁效应可引起病灶信号的降低,尤其在 T_2 加权图像上更明显,影响诊断的准确性。

MRI 对卵巢、直肠阴道间隔、阴道周围、直肠乙状结肠之间的内膜异位灶显示较好,但对腹膜及韧带之异位灶显示欠佳。

利用阴道 B 超和 MRI 的 T_2 加权图像测定子宫连接层厚度(JZ)有助于诊断子宫腺肌病。其诊断基础是子宫腺肌病的病理变化为子宫内膜腺体和/或间质深入子宫内膜与肌层的连接处。MRI 测定子宫腺肌病的平均 JZ 厚度分别为 15.0 ± 4.9 mm,正常为 7.7 ± 3.3 mm。MRI 诊断腺肌症 JZ 厚度最佳阈值为 $\geqslant12$ mm,敏感性为 93%,特异性为 91%,阳性预测值阴道 B 超为 71%,MRI 是 65%,两者差异无显著性。阴道 B 超和 MRI 在诊断子宫腺肌病上具有同样的正确性,但在诊断其他种植病灶上 CT 和 MRI 的意义不大。

腹腔镜虽然是诊断子宫内膜异位症的最佳方法,但毕竟是侵入性手术,费用高且受到不能反复检查的限制,而 CA125 的测定、CT 及磁共振为非侵入性检查方法,可反复进行。

5.腹腔镜检

在腹腔镜广泛开展前的年代,异位症的诊断主要依靠病史和病理学检查。其典型症状为进行性继发性痛经(经前1~2天开始,月经来潮后1~2天消失)、不孕、性交不适或疼痛。出现排便疼痛或里急后重、尿频或血尿、经间期痛时,应高度怀疑为异位症。妇科检查时发现子宫后屈固定、子宫骶骨韧带结节状粗厚、直肠子宫陷凹处痛性结节、单侧或双侧卵巢肿大及压痛,则更支持此诊断。

由于异位症的病变范围变异更大,微小病灶不易发现。文献报道,如仅根据临床诊断,误诊率可高达 40.7%,漏诊率为 17.8%,即使应用 B 超检查,仍难发现按美国生育协会(American Fertility Society,AFS)分期的 I 或 II 期病例。腹腔镜可直接观察病灶并作活检,以确定异位症是否存在,尤其对无症状妇女或症状重但病理学检查阴性者能早期诊断。腹腔镜还可准确地测定病变范围,做出统一的分期,并根据分期选择合适的治疗。

腹腔镜检查适应证如下。

(1)不孕妇女经筛选检查未发现异常者。

(2)不孕妇女疑有异位症,卵巢囊肿直径>3 cm 者。

(3)盆腔疼痛症状明显而原因不明者。

(4)盆腔疼痛伴卵巢囊肿直径>3 cm 者。

(5)子宫输卵管造影图像异常如遮阳伞、蘑菇样或刺刀样图像者。

腹腔镜施行时间诊断性腹腔镜在月经周期任何时间皆可施行。如临床怀疑异位症存在,则最好在月经期或月经来潮前天施行,因为此时内膜异位病变更为明显,甚至病灶表面可见活动性出血。此外,或可窥见经血逆流和伞端滴血现象,此种表现不但有助于诊断,也种植灶小而少,痛经却非常剧烈的原因。

腹腔镜观察程度应全面观察整个盆腔,在子宫操纵器和钝形粗探条的指引下,顺序暴露盆腔腹膜及脏器,检查每一微小病变不致遗漏。先将子宫向后移动,以利观察子宫、膀胱表面及其陷凹处腹膜、圆韧带,继而将子宫举向前位,并分别转向两侧观察输卵管及卵巢,借助探条抬起卵巢,仔细观察卵巢各面,最后探查直肠子宫陷凹及子宫骶骨韧带处有无病灶。如直肠子宫陷凹积有较多液体,应先吸净,使能看清盆底腹膜及子宫骶骨韧带表面。每例均应常规探查阑尾及结肠,使能正确分期。

6.肉眼及显微镜观察

(1)异位症的好发部位为卵巢、子宫骶韧带、直肠子宫陷凹、卵巢窝、膀胱子宫陷凹和盆腔腹膜。上述部位受累最多的原因,推测是由于经血逆流时,经血中子宫内膜碎屑因重力作用坠入盆腔深处而致。卵巢紧邻输卵管伞卵巢表面凹凸不平及频繁发生的排卵孔创面,更增加了其对异位症的易感性,成为异位症的最常见的部位。

(2)内膜异位病灶的大小、色泽和形状,外观差异很大。典型病变表现为深紫褐色的色素沉着损害。开始出血时为鲜红色或紫蓝色病灶,被血红蛋白染色后逐渐变成棕褐色或暗紫色,最后形成白色星状瘢痕。初发时常被描述为"火药灼伤",病灶直径<2 mm,历时长后,病灶如"桑葚样",单个病灶直径为 2~5 mm,有的融合成团块或形成囊肿。此种病变看来局限于表面,实际上病变深度极为不同,因此,有些病灶仅见"冰山之顶峰"。

非典型病变多为无色素沉着病损,包括:①腹膜白色不透明区,有或无增厚;②腹膜红色火焰状损害,常凸出腹膜表面;③腹膜表面腺体赘生物;④圆形的腹膜缺陷,或称腹膜窗,可能为瘢痕和受损腹膜边缘凝集形成;⑤卵巢下粘连,在卵巢下面和卵巢窝腹膜之间的病损。上述非典型病变经活检证实为异位症的诊断率为 45%~81%。

显微镜下内膜异位种植物已被扫描电镜证实,但此种损害腹腔镜肉眼观不能看到。

由于非典型异位症病变或显微镜下种植物的存在,仅凭肉眼判断腹膜种植物数目及大小不可能反映疾病的严重度。

(3)卵巢的表浅病灶由于反复的周期性出血,引起炎症反应,使盆腔组织粘连。卵巢易固定于卵巢窝接近卵巢门处。腹腔镜窥见外观正常但有粘连的卵巢,应视为异位症可疑;分开粘连后,如溢出巧克力样液体,即有诊断异位症的价值。

随着病程的发展,卵巢紧密地粘于卵巢窝、阔韧带后叶、盆腔侧壁及盆底。有时外观正常但体积增大的卵巢可在子宫后方与另侧卵巢粘在一起成为吻卵巢。

(4)卵巢巧克力囊肿的形成也呈进行性。早期病变时,卵巢表面或皮质出现紫蓝色小泡,此后融合成为囊肿,大小不一,直径可达 8～10 cm 或更大,常为双侧性,囊壁薄,尚未形成粘连时呈典型的紫蓝色,称卵巢子宫内膜异位囊肿或卵巢子宫内膜瘤。病变初起时囊肿游离,表面光滑;进行性生长后,与周围组织粘连紧密。术中囊肿破裂或穿刺时,可见稠厚的咖啡色液体,如巧克力糖浆,故又称卵巢巧克力囊肿。

(5)盆腔腹膜也是异位症的好发部位,且盆腔病灶常为多处并存。异位症患者的盆腔积液量较正常妇女为多,范围为 10～130 mL,正常妇女<10 mL。经期时多为病灶活动性出血引起的鲜红血液,非经期则为陈旧血,或为含铁血黄素染色腹膜所致的棕黄色沉积。盆腔腹膜除存在上述病灶外,往往在盆腔深部可见假囊肿。这是由于流至盆腔的经血刺激腹膜,引起结缔组织反应而发生包裹所致。

(6)内膜异位病变可直接波及输卵管,或因盆腔组织广泛受累使输卵管粘连,但输卵管本身往往通畅。在严重病例,直肠紧粘于子宫后壁,使直肠子宫陷凹部分或完全闭锁。

7.活检

怀疑内膜异位病变处应做活检,以提供正常的组织学诊断。活检应从安全地区取材,即远离重要脏器和血管,不致并发损伤和出血,直肠子宫陷凹、子宫骶骨韧带和卵巢表面是活检的理想部分。

异位症的病理学诊断主要依据显微镜下 4 种基本结构,即子宫内膜上皮、腺体(或腺样结构)、间质和出血。已知持续有功能的子宫内膜异位病变具有破坏其镜下特征的倾向,因此,早期病变常显示典型的组织学,而体积大的卵巢巧克力囊肿,镜下可能仅显示充满含铁血黄素的巨噬细胞,伴不等量的纤维结缔组织和炎性细胞。重要的是,子宫内膜间质是发生出血的原因,而非腺体或上皮,故即使只见到间质存在,也足以认为系此病的特征。

由于临床实践中往往不能获取足够的活检材料,且 1/3 活检标本不能证实典型的组织学特征,仅能在内膜异位病灶中发现红细胞、含铁血黄素或充满含铁血黄素的巨噬细胞等出血证据,此时只能结合临床症状及肉眼所见内膜异位病变特征做出诊断,但应注意排除其他病变存在。

异位症病例中恶性变者罕见,恶变率<1%,收集世界文献记载不满 100 例。恶变较易发生于卵巢巧克力囊肿,通常恶变为腺癌。良性的卵巢巧克力囊肿内壁呈红色或暗棕色不一,根据出血范围和持续时间而定;内壁可能薄而光滑或厚似天鹅绒样,根据纤维组织或功能性子宫内膜多少而定。如在囊腔内发现乳头状或息肉样病变,应考虑可能为恶性,其病理诊断标准:①卵巢必须是良性子宫内膜异位症的部位;②必须是一真正的腺癌;③必须证实从良性至恶性的移行区存在。

三、治疗

(一)药物治疗

1.药物治疗的目的

主要为控制症状和解决生育要求,对非子宫内膜异位症所致的疼痛在不能确诊时,为了排除异位病灶的影响,可以试用药物抑制卵巢功能的方案。前已述及,30%～50%的子宫内膜异位症伴有不孕症,对这一部分患者的治疗目的主要是促进生育能力。一般宜从破坏性最小而有效的方法开始,若持续治疗 3～6 个周期无效,进一步可考虑较为复杂的治疗方案,IVF-ET 等助孕技术可作为最后的选择。

2.药物治疗的方法

药物治疗包括对症治疗和激素抑制疗法,前者适用于病变局限在 Ⅰ～Ⅱ 期有慢性盆腔疼痛,无生育要求者,对症治疗可能使病情发展,或导致不孕。使子宫内膜萎缩的激素治疗比使蜕膜化的治疗效果好,且在假孕期间,垂体与卵巢功能的抑制强于假绝经疗法。用药期间月经中期的 LH、FSH、P、E_2 水平均降低,外源性的雌/孕激素和子宫内膜以及异位内膜上相应的受体结合,导致内膜萎缩,水肿和蜕膜化等,继而使病灶发生坏死吸收。

(1)雌激素/孕激素诱发假孕疗法。口服避孕药,此法系持续服用高剂量的雌/孕激素,使产生一种高激素性的闭经,其所产生的变化与妊娠期相似,故名假孕。各种口服避孕药均可用来诱发假孕,其中以含高效孕激素类制剂效果最好,如左旋 18 炔诺孕酮 0.5 mg＋炔雌醇 0.05 mg 等。

用法:每天 1 片,持续 6～9 个月,每次突破性出血后增加 1 片,至闭经为止,有效剂量因人而异。

疗效:症状的缓解取决于能否诱发闭经。部分患者在治疗的开始,病灶可扩大,症状加重,以后逐步减轻。

孕激素一般是指单用人工合成的孕激素,通过抑制垂体促性腺激素的分泌,造成无周期性的低雌激素状态,还可与细胞内的孕酮和雄激素受体结合,直接对异位病灶起抗雌激素作用。人工合成的孕激素与内源性雌激素共同起作用,造成高孕激素性的闭经和蜕膜化,形成假孕。但由于内源性雌激素水平波动,容易发生突破性出血,可加用少量雌激素以形成典型的假孕。此法可用于 danazol、GnRHa 禁忌者。常用的人工合成孕激素制剂可分为两大类:一为 C-21 类孕激素,如 MPA 等;一为 C-19 类孕激素,如内美通等,后者的雄性素作用较强。

(2)丹那唑。它是一种甾体衍化物,结构上类似雄激素,17α-乙炔睾酮,经肠胃道迅速吸收并迅速代谢,由尿及粪便排泄。口服 400 mg 后 2 小时达到血液最高浓度(200 μg/mL),平均半衰期为 28 小时,单次口服 400 mg 后,60 小时血浆浓度降至 27.5 ng/mL。

作用机制:①可与多种受体结合,因而具有多方面的功能,在周围循环内,可与性激素结合球蛋白(sexhormone-binding globulin,SHBG)结合,降低 SHBG 水平,使游离睾酮升高。在靶细胞内,可与雄激素受体结合,丹那唑-激素受体复合物进入细胞核,合成新的蛋白质。②取代孕激素和可的松与皮质类固醇结合球蛋白结合。③与细胞内雌激素不发生结合。④通过与甾体物质竞争活性酶,抑制肾上腺与卵巢甾体生成酶的作用。⑤在下丘脑-垂体水平,抑制中期 FSH、LH 峰,降低两者的基础水平,并直接作用于卵巢,抑制卵巢甾体生成能力并降低周围循环中的甾体水平,导致在位和异位内膜萎缩。⑥可直接与子宫内膜的雄激素和孕激素受体结合,抑制内膜细胞的增生。⑦丹那唑的免疫调节作用,体外研究显示丹那唑可通过睾丸素、孕激素和糖皮质激素受体,影响细胞内钙及 cAMP/cGMP 而发挥作用。经丹那唑治疗后,体内自身抗体水平明显下降,同时体内免疫球蛋白 IgG,IgM,IgA 的含量也下降。近年来研究表明,子宫内膜异位症患者外周血中巨噬细胞能促进自身子宫内膜细胞的增生,在加入丹那唑后,细胞增生作用明显受到抑制。

用法:月经第一天,丹那唑 200 mg,每天 3～4 次,或 12 mg/(kg·d),持续 6～9 个月。在闭经开始后,可减为 600 mg/d,用药期间,血清 E_2 水平维持在 20～50 pg/mL。疗程长短取决于个体的反应和疾病的分期,对仅有腹膜种植而无内膜异位瘤者,一般 3～4 个月的闭经已足够使病灶完全退化。<3 cm 的内

膜瘤,疗程可延长至 6 个月,>3 cm 时,常需 6～9 个月的疗程,但通常病变不能彻底消失,可用外科手术清除之。

效果:治疗效果决定于用药的剂量和血清 E_2 反应的卵巢抑制程度。随着用药后闭经的开始症状即出现好转,疗程结束后约 90% 症状完全消失,腹腔镜下治愈率为 70%～90%。妊娠率在 800 mg/d 时为 50%～83%。停药一年的复发率为 23%,表明存在有残余病灶,以后每年的复发率为 5%～9%。

(3)三苯氧胺。它是一种非甾体类的雌激素拮抗剂。当具有正常卵巢功能的妇女服用 TAM 时,可与雌激素竞争雌激素受体,降低雌激素的效应,并可刺激孕激素的合成,而起到抗雌激素作用。当卵巢功能低下时,TAM 表现为弱雌激素作用。

用法:每次 10 mg,一天 2～3 次,连续服用 3～6 个月。

不良反应:潮热,恶心,呕吐,水肿,阴道炎和抑郁等雄激素反应,但反应比丹那唑轻。长期应用可能对子宫内膜起雌激素的刺激作用,而引起子宫内膜增生,甚至子宫内膜恶变等。故应严格选择病例,有高危的对象应选用其他方法。

(4)内美通。19-去甲睾酮的衍生物,它具有复杂的激素与抗激素的特性,因而也是一种适合治疗子宫内膜异位症的药物。研究表明内美通通过与调节基因表达的特异受体结合而对靶组织起作用,它可抑制垂体 FSH 与 LH 的分泌,与孕激素受体有强的结合能力,并能与雄激素受体结合,其雄激素作用与炔诺酮相似。对雌激素受体结合的作用微弱。

用法:月经第 1 天开始,每次 2.5 mg,每周口服两次,持续 6 个月。

效果:①疼痛消失。在治疗的第 1 个月,60% 妇女疼痛减轻或消失,治疗 4 个月90%的症状有所改善;②AFS 评分。Met ler 报道内美通治疗 6 个月后 AFS 评分从治疗前的平均 15.5 分降至 2.0 分,表明病情明显缩小;③妊娠率。治疗后 24 个月的妊娠率为 60%,略高于丹那唑;④复发率在 12%～17%。

(5)GnRHa。人工合成的 GnRHa 类似物具有两种特性,即对垂体的 GnRH 受体有高度的亲和力,并可抵抗内肽酶的降解,而延长半衰期,长效制剂可维护 4 周的有效浓度。在应用的早期,认为此化合物有促进妊娠的作用,故命名为 GnRH 促效剂,后来明确在用药两周后,可出现短暂的 FSH、LH 升高,继之急剧下降调节作用。

药物的疗效因个体而不同,剂量可有增减,一般而言,由于鼻腔充血喷鼻的吸收常不稳定,疗程以 6 个月为宜,当出现严重低雌激素状况时,疗程相应缩短。治疗效果与丹那唑相近。症状完全缓解率>50%,部分缓解率>90%,病灶缩小及腹腔镜评分减少约 50%。

不良反应:主要为垂体-卵巢轴功能低下,雌激素水平降低所引起的类似绝经期综合征的表现,如潮热、多汗、血管舒缩不稳定、乳房缩小、阴道干燥为常见的反应,占 90% 左右,一般不影响继续用药。严重雌激素减少($E_2<20$ pg/mL),可增加骨中钙的吸收,而发生骨质疏松症,其严重程度不一致,多于停药后恢复。原有偏头痛和抑郁者,不宜应用,以免加重原有症状。用药期宜定期检测 E_2 水平来指导用药剂量,至于 E_2 需到何种水平才能表明用药的最佳剂量,以及临床疗效是否与激素低下的严重程度一致等问题,目前尚不甚清楚。Barbieri 报道不同组织的雌激素阈值不一,根据子宫内膜对丹那唑的反应,在治疗期间 E_2 浓度以 20~60 pg/mL 为宜。

(6)RU486。人工合成 19 去甲基睾酮的衍生物。RU486 治疗子宫内膜异位症的作用机制主要是其抗孕激素作用,用药后造成闭经,使病灶萎缩。不良反应轻,疗效好,是一种颇有希望的治疗方法。

用法:50 mg/d,连续 6 个月,在用药的第 1 个月即闭经,用药期间症状消失,约 50% 患者雄激素保持在生理水平。国内试用低剂量,每天 10 mg 连续 90 天,亦获满意疗效。其疗效与丹那唑和 GnRHa 相近。

不良反应:主要为抗皮质激素的反应,其他不良反应有恶心,呕吐,头晕和疲倦等。

(二)手术治疗

1.开腹手术治疗

外科手术是唯一可以根治本病的手段。由于腹腔镜的普及使用,使得本病得以早期诊断,加上其与不孕的密切关系,因此,对年轻而又有生育要求的患者来说,保守性外科治疗越来越显得重要。

保守性手术治疗的目的大致有以下几点:①清除病灶和粘连;②恢复正常解剖关系;③止血;④非创伤性和整形手术。

手术指征:①疼痛。疼痛指慢性盆腔痛、性交痛和痛经。疼痛的程度与病变的 RAFS 分级无关,而与病灶的深度和范围相关,故摘除卵巢或抑制卵巢的功能可以治疗疼痛,摘除病灶也可有效的治疗疼痛。②包块。因卵巢异位囊肿或阔韧带内的异位包块,直肠子宫陷凹内的异位结节和粘连的子宫而行腹腔镜检查,发现其中约 0.04% 为恶性肿瘤,故应根据患者的年龄、包块大小和性质、患病时间及 B 超诊断等仔细选择患者。包块大小与性质有关,据报告<5 cm 者,约 1% 为恶性;5~10 cm 者,有 11% 为恶性;>10 cm 者,恶性占 72%。③不孕。子宫内膜异位症合并不孕的患者,手术是否为首选治疗意见不一致,如对仅有色素沉着的极早期病变或小的异位灶,手术能否改善受孕率和减轻疼痛,意见不一,反对的意见认为表浅部位的手术非但无效,相反还会造成粘连等不良后果,且显微病灶又无法彻底清除。而主张施行手术治疗的意见则认为子宫内膜异位症患者不孕症的发病率确实高于正常妇女,及时施行腹腔镜检在确诊本病的同时,还可发现其他不孕的原因,并进行必要的治疗,如伴有疼痛者,则更应及早进行手术。

2.腹腔镜手术治疗

腹腔镜治疗的优点是方便,恢复快,损伤小且经济。

(1)表浅异位病灶的处理。小而表浅的病灶可用单极或双极电凝,热凝或气化,尽量将病灶提起,以免损伤周围组织。如能将病灶去除后加凝固效果最好。大的病灶可行钝性分离,继而用剪刀或激光在周围的正常腹膜上进行操作。

(2)直肠子宫陷凹封闭的处理。直肠子宫陷凹封闭提示有直肠阴道深部的病灶。直肠子宫陷凹部分封闭时,直肠膨起与骶韧带粘连并与子宫相连。部分封闭表示腹膜下有深层种植病灶,使直肠位置改变。当直肠子宫陷凹完全封闭时,常与周围器官粘连。施行手术前应首先明确患者的治疗目的,如为解除疼痛,则应将病灶整块切除。如因不孕,则需以恢复子宫、输卵管和卵巢的解剖和生理功能为主。手术中应仔细辨认邻近器官的解剖,无论用什么种类的手术处理异位病灶,均应从表浅到深层,并尽量将病灶提起,以免损伤邻近器官。最后尽可能地将创面进行腹膜化,预防术后粘连。

(3)卵巢子宫内膜异位囊肿(巧克力囊肿)手术。卵巢子宫内膜异位囊肿占子宫内膜异位症的 50%~70%。其病变表现与其他部位不同,在同一个囊肿内可以表现不同的组织成分,如囊肿上皮、输卵管纤毛上皮、子宫内膜和间质组织,和吞噬有含铁血黄素的巨噬细胞。

腹腔镜下卵巢内膜异位囊肿穿刺术是最简单的手术,适用于小的或粘连紧密不能剥离的囊肿。操作步骤包括:①于囊肿最突出点进行穿刺;②吸出囊内液体;③将囊内和盆腔内冲洗干净;④电凝或激光破坏囊壁。

卵巢异位内膜瘤开窗术:①于囊肿最突出点行一电凝带,②沿电凝带做一切口;③吸除囊内物,冲洗干净;④电凝切口边缘止血,保留切口开放;⑤冲洗。

囊壁剥离:①于囊肿最突出点行一电凝带,沿电凝带做一切口;②清除囊内容物,边操作边冲洗和吸引;③分离囊壁与卵巢皮质;④用抓钳抓住囊壁,顺一个方向扭转;⑤囊壁全部扭除后,电凝止血;⑥切口保留开放或缝合;⑦如囊壁与卵巢不易分离时,找到分界线,用抓钳夹住囊壁提起,看清分界面,用尖头电凝或激光仔细进行分离。

卵巢部分切除术:囊肿较大,粘连较紧,不能剥离干净时,可考虑卵巢部分切除术。操作步骤如下。①于囊肿底部与卵巢交界处,电凝或激光切割囊肿;②尽量保留正常卵巢组织;③如估计保留的卵巢组织过少,可留下部分囊壁;④电凝残留囊壁,以防复发;⑤缝合卵巢。

卵巢摘除术:仅用于卵巢组织已完全被异位内膜组织破坏,且粘连严重无法行卵巢部分切除的情况下。手术操作与其他卵巢囊肿摘除相同;①抓钳提起卵巢,暴露囊肿蒂部;②于蒂部结扎 3 次;③于第 2、3 结之间电凝切割下囊肿;④电凝蒂部止血和防止粘连;⑤囊壁可换大号穿刺器取出,必要时可先捣碎后再取出。

(三)药物与外科联合治疗

子宫内膜异位症的保守治疗有 3 种方法:手术,药物抑制和二者合并应用。治疗方式的选择一般取决于疼痛,不孕和病变的严重程度。当前,腹腔镜已在成为所有微小病变,绝大多数轻症病变和多数中到重度病变的首选治疗方法,但大多数学者认为相当一部分患者仍需要合并药物治疗。

外科治疗可恢复正常解剖关系,去除病灶并同时分离粘连,但也有不足之处,如术后的粘连可能导致不孕,严重的粘连使病灶彻底清除,显微镜下和深层的病灶无法看到,术后的并发症有时难以避免等。药物治疗虽有较好的疗效,但停药后短期病变可能复发,致密的粘连妨碍药物到达病灶内而影响疗效。多年来,一直采用手术前后的药物治疗,理想的措施是在用药后的 3～6 个月无效时,行二次腹腔镜检以明确原因,及时治疗。术后的粘连是影响手术效果的主要原因,术前应用丹那唑或 GnRHa,在低雌激素的作用下,腹腔内充血减少,毛细血管充血和扩张均不明显,有利于手术的摘除。同时,腹腔液容量减少且清亮,其中纤维蛋白含量降低,使粘连易于剥离,卵巢异位囊肿易于剥离。腹腔内的上述改变,还可以预防术后粘连形成。

术后应用 1～2 个月的药物,可以抑制手术漏掉的病灶,预防手术后的复发。轻度子宫内膜异位症的病灶清除后,可用不同抑制性药物,因在手术后腹腔内环境改变,有利于生育力的恢复,多数手术后的妊娠发生在手术后的 1 年以内,在此期间可以考虑诱发排卵治疗,促进生育。手术后 6～12 个月仍未妊娠,在找出不孕的原因的同时,可给予抑制子宫内膜异位症的药物治疗。

四、病情观察与评估

(一)生命体征

监测生命体征,观察患者有无体温、脉搏、呼吸、血压异常。

(二)症状体征

(1)了解患者有无继发性痛经且进行性加重,有无深部性交痛,月经来潮前性交痛加重等。

(2)有无月经量增多、经期延长及不孕的症状。

(3)有无肿块压迫肠道出现腹痛、腹泻、便秘和周期性少量便血;有无肿块压迫输尿管及膀胱引起腰痛、血尿、尿痛和尿频等症状。

(三)安全评估

评估患者有无因对疾病的认知不足导致的焦虑。

五、护理措施

(一)促性腺激素释放激素激动剂(GnRH-a)治疗期间的护理

1.作用机制

GnRH-a 是目前治疗子宫内膜异位症的金标准药物,其作用机制为减少经血逆流、抑制排卵、抑制子宫内膜异位灶出血、抑制子宫收缩、增加子宫内膜细胞凋亡。辅助手术治疗的术前用药不超过 3 个月。

2.不良反应

低雌激素引起的围绝经期症状及骨质疏松症状。围绝经期症状可大体分为以下 4 种表现。①精神、神经症状:潮热、汗出、心悸、眩晕、神经过敏、情绪不稳。②生殖道的改变:外阴皮肤干皱、阴道干燥致性交痛。③泌尿道的改变:尿频、尿急、尿失禁。④骨质疏松。

3.处理

缓解围绝经期症状:反向添加治疗,对于使用＞3 个月的患者,添加利维爱 1.25～2.5 mg/d。

抗骨质疏松治疗:添加雌激素、选择性雌激素受体调节剂、降钙素类等抑制骨吸收,添加了氟化物、生长激素、胰岛素样生长因子、他汀类药物刺激骨形成,目前抗骨质疏松治疗的药物尚未得到认可,尚待进一步研究。

4.护理

用药期间严密观察患者有无围绝经期症状,患者在用 GnRH-a 期间不会有月经来潮,严密观察患者有无阴道出血,患者症状明显,及时通知医师给予处理。

(二)腹壁子宫内膜异位病灶切除术的术后护理

腹部伤口加压包扎:腹部压沙袋6小时,后改用两块长方形毛巾持续加压包扎一周。毛巾的尺寸:75 cm×40 cm,折成20 cm×10 cm×3 cm,置于腹部伤口敷料上,外裹腹带,略紧以患者无不适为宜。

保持引流管通畅:每班交接班时重点交接空针式负压引流器,检查空针内引流液的颜色、量及性状,检查负压引流管的负压状态,如负压消失,及时更换。

(三)输尿管支架置入术(D-J管)的护理

1.置入的目的

评估输尿管子宫内膜异位症的病变情况,术中支撑输尿管,避免损伤输尿管。

2.术前物品准备

利多卡因凝胶、0.9%生理盐水3瓶。

3.常见的并发症

肉眼血尿、尿路刺激征、尿液反流、管内外尿盐沉积。

4.护理。

(1)置入D-J管后,输尿管膀胱的生理性抗反流作用减轻或消失,术后导尿不畅、便秘、咳嗽、卧位排尿、憋尿、平卧位等是造成尿液反流的主要原因。因此,术后采取半坐卧位,避免卧位排尿及憋尿,积极处理便秘、咳嗽。

(2)留置导尿管的护理:保持导尿管引流通畅,防止打折、扭曲、受压。下床活动时,尿袋低于耻骨联合。

(3)肉眼血尿的护理:嘱患者适当减少活动,多饮水,观察尿液的颜色及尿量的变化。若突然出现鲜红色尿液或肾区胀痛,及时通知医师给予处理。

(4)尿路刺激征的护理:患者自觉尿频、尿急、下腹不适甚至疼痛。原因有3个,分别是D-J管放置位置不当、D-J管下移、患者对异物不适应。排除前两项原因后,可用热水袋热敷膀胱区,如症状不缓解,遵医嘱给予止疼药物,口服泰勒宁,肌内注射山莨菪碱、舒敏、吗啡等。

(5)管内、外尿盐沉积的护理:D-J管作为异物可诱发结石形成,还可诱发尿路感染,指导患者术后多饮水,每天在2 000 mL以上,达到冲洗的目的。饮食方面,限制肉类、钠盐及高草酸食物(菠菜、莴笋),遵医嘱给予碱化尿液的药物,如口服碳酸氢钠。

(四)健康指导

(1)活动:避免剧烈活动,尤其是大幅度、猛烈的弯腰动作,突然下蹲、四肢及腰部同时伸展动作,避免重体力劳动,D-J 管置入期间禁止性生活,以防止移位和滑脱。尽量减少平卧位,多采取头高脚低位休息。

(2)饮食:多饮水,每天达 2 000 mL 以上,限制肉类、钠盐及富含草酸食物(菠菜、莴笋)的摄入,可多食高纤维素食物,保证大便通畅。

(3)异常情况的观察:尿频、尿急、尿痛等膀胱刺激征,或发热、腰痛症状,可能并发了泌尿系统感染,应到医院复查。3 个月后反院拔管。

(4)除常规指导外,对有生育要求的患者还需特别指导其妊娠时机的选择:未进宫腔者,禁止性生活 1 个月后尽早怀孕;进宫腔者,禁止性生活 3 个月后尽早怀孕;使用 GnRH-a 类似物治疗的患者,停止用药、月经来潮后即可受孕。

第四节 妊 娠 剧 吐

妊娠剧吐是指妊娠期恶心,频繁呕吐,不能进食,导致脱水,酸、碱平衡失调以及水、电解质紊乱,甚至肝肾功能损害,严重可危及孕妇生命。其发生率为 0.3%~1%。

一、病因

尚未明确,可能与下列因素有关。

(一)绒毛膜促性腺激素(HCG)水平增高

因早孕反应的出现和消失的时间与孕妇血清 HCG 值上升、下降的时间一致;另外多胎妊娠、葡萄胎患者 HCG 值,显著增高,发生妊娠剧吐的比率也增高;而终止妊娠后,呕吐消失。但症状的轻重与血 HCG 水平并不一定呈正相关。

(二)精神及社会因素

恐惧妊娠、精神紧张、情绪不稳、经济条件差的孕妇易患妊娠剧吐。

(三)幽门螺杆菌感染

近年研究发现妊娠剧吐的患者与同孕周无症状孕妇相比,血清抗幽门螺杆菌的 IgG 浓度升高。

(四)其他因素

维生素缺乏,尤其是维生素 B_6 缺乏可导致妊娠剧吐;变态反应;研究发现几种组胺受体亚型与呕吐有关,临床上抗组胺治疗呕吐有效。

二、病理生理

(1)频繁呕吐导致失水、血容量不足、血液浓缩、细胞外液减少,钾、钠等离子丢失使电解质平衡失调。

(2)不能进食,热量摄入不足,发生负氮平衡,使血浆尿素氮及尿酸升高;由于机体动用脂肪组织供给热量,脂肪氧化不全,导致丙酮、乙酰乙酸及 β-羟丁酸聚集,产生代谢性酸中毒。

(3)由于脱水、缺氧血转氨酶值升高,严重时血胆红素升高。机体血液浓缩及血管通透性增加,另外,钠盐丢失,不仅尿量减少,尿中可出现蛋白及管型。肾脏继发性损害,肾小管有退行性变,部分细胞坏死,肾小管的正常排泌功能减退,终致血浆中非蛋白氮、肌酐、尿酸的浓度迅速增加。肾功能受损和酸中毒使细胞内钾离子较多地移到细胞外,出现高钾血症,严重时心脏停搏。

(4)病程长达数周者,可致严重营养缺乏,由于维生素 C 缺乏,血管脆性增加,可致视网膜出血。

三、临床表现

(一)恶心、呕吐

多见于年轻初孕妇,一般停经 6 周左右出现恶心、呕吐,逐渐加重直至频繁呕吐不能进食。

(二)水电解质紊乱

严重呕吐、不能进食导致失水、电解质紊乱,使氢、钠、钾离子大量丢失,出现低钾血症。营养摄入不足可致负氮平衡,使血浆尿素氮及尿素增高。

(三)酸、碱平衡失调

机体动用脂肪组织供给能量,使脂肪代谢中间产物酮体增多,引起代谢性酸中毒。病情发展,可出现意识模糊。

(四)维生素缺乏

频繁呕吐、不能进食可引起维生素 B_1 缺乏,导致 Wernicke-Korsakoff 综合征。维生素 K 缺乏,可致凝血功能障碍,常伴血浆蛋白及纤维蛋白原减少,增加孕妇出血倾向。

四、辅助检查

(一)尿液检查

患者尿比重增加,尿酮体阳性,肾功能受损时,尿中可出现蛋白和管型。

(二)血液检查

血液浓缩,红细胞计数增多,血细胞比容上升,血红蛋白值增高;血酮体可为阳性,二氧化碳结合力降低;肝、肾功能受损害时胆红素、转氨酶、肌酐和尿素氮升高。

(三)眼底检查

严重者出现眼底出血。

五、诊断及鉴别诊断

根据病史、临床表现及妇科检查,诊断并不困难。可用 B 超检查排除滋养叶细胞疾病,此外尚需与可引起呕吐的疾病,如急性病毒性肝炎、胃肠炎、胰腺炎、胆管疾病、脑膜炎、脑血管意外及脑肿瘤等鉴别。

六、并发症

(一)Wernicke-Korsakoff 综合征

发病率为妊娠剧吐患者的 10%,是由于妊娠剧吐长期不能进食,导致维生素 B_1 缺乏引起的中枢系统疾病,Wernicke 脑病和 Korsakoff 综合征是一个病程中的先后阶段。

维生素 B_1 是糖代谢的重要辅酶,参与糖代谢的氧化脱羧代谢,维生素 B_1 缺乏时,体内丙酮酸及乳酸堆积,发生糖代谢的三羧酸循环障碍,使得主要靠糖代谢供给能量的神经组织、骨骼肌和心肌代谢出现严重障碍。病理变化主要发生在丘脑、下丘脑的脑室旁区域、中脑导水管的周围区灰质、乳头体、第四脑室底部,迷走神经运动背核,可出现不同程度的神经细胞和神经纤维轴索或髓鞘的丧失,伴有星形细胞和小胶质细胞的增生。毛细血管扩张,血管的外膜和内皮细胞明显增生,有散在小出血灶。

Wernicke 脑病表现为眼球震颤、眼肌麻痹等眼部症状,躯干性共济失调及精神障碍,可同时出现,但大多数患者精神症状迟发。Korsakoff 综合征表现为严重的近事记忆障碍,表情呆滞、缺乏主动性,产生虚构与错构。部分伴有周围神经病变。严重时发展为永久性的精神、神经功能障碍,出现神经错乱、昏迷甚至死亡。

(二)Mallory-Weis 综合征

胃-食管连接处的纵向黏膜撕裂出血,引起呕血和黑粪。严重时,可使食管穿孔,表现为胸痛、剧吐、呕血,需急症手术治疗。

七、治疗与护理

治疗原则:休息,适当禁食,计出入量,纠正脱水、酸中毒及电解质紊乱,补充营养,并需要良好的心理支持。

(一)补液治疗

每天应补充葡萄糖液、生理盐水、平衡液,总量 3 000 mL 左右,加维生素 B_6 100 mg。维生素 C 2～3 g,维持每天尿量≥1 000 mL,肌内注射维生素 B_1,每天 100 mg。为了更好地利用输入的葡萄糖,可适当加用胰岛素。根据血钾、血钠情况决定补充剂量。根据二氧化碳结合力值或血气分析结果,予以静脉滴注碳酸氢钠溶液。

一般经上述治疗 2～3 天后,病情大多迅速好转,症状缓解。待呕吐停止后,可试进少量流食,以后逐渐增加进食量,调整静脉输液量。

(二)终止妊娠

经上述治疗后,若病情不见好转,反而出现下列情况,应迅速终止妊娠:①持续黄疸。②持续尿蛋白;③体温升高,持续在 38 ℃以上。④心率＞120 次/分。⑤多发性神经炎及神经性体征。⑥出现 Wernicke-Korsakoff 综合征。

(三)妊娠剧吐并发 Wernicke-Korsakoff 综合征的治疗

如不紧急治疗,该综合征的病死率高达 50%,即使积极处理,病死率约 17%。在未补给足量维生素 B_1 前,静脉滴注葡萄糖会进一步加重三羧酸循环障碍,使病情加重,导致患者昏迷甚至死亡。对长期不能进食的患者应给维生素 B_1,400～600 mg 分次肌内注射,以后每天 100 mg 肌内注射至能正常进食为止,然后改口服,并给予多种维生素。同时应对其内分泌及神经状态进行评价,对病情严重者及时终止妊娠。早期大量维生素 B_1 治疗,上述症状可在数天至数周内有不同程度的恢复,但仍有 60% 患者不能得到完全恢复,特别是记忆恢复往往需要 1 年左右的时间。

八、预后

绝大多数妊娠剧吐患者预后良好,仅少数病例因病情严重而需终止妊娠。然而对胎儿方面,曾有报道妊娠剧吐发生酮症者,所生后代的智商较低。

第五节 异 位 妊 娠

受精卵在于子宫体腔以外着床称为异位妊娠,习称宫外孕。异位妊娠依受精卵在子宫体腔外种植部位不同分为输卵管妊娠、卵巢妊娠、腹腔妊娠、阔韧带妊娠和宫颈妊娠(图 5-1)。

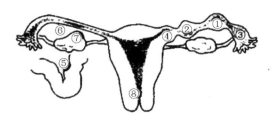

①输卵管壶腹部妊娠;②输卵管峡部妊娠;③输卵管伞部妊娠;④输卵

管间质部妊娠;⑤腹腔妊娠;⑥阔韧带妊娠;⑦卵巢妊娠;⑧宫颈妊娠

图 5-1 异位妊娠的发生部位

异位妊娠是妇产科常见的急腹症,发病率约 1%,是孕产妇的主要死亡原因之一。以输卵管妊娠最常见。输卵管妊娠占异位妊娠 95% 左右,其中壶腹部妊娠最多见,约占 78%,其次为峡部、伞部、间质部妊娠较少见。

一、病因

(一)输卵管炎症

此是异位妊娠的主要病因。可分为输卵管黏膜炎和输卵管周围炎。输卵管黏膜炎轻者可发生黏膜皱褶粘连、管腔变窄。或使纤毛功能受损,从而导致受精卵在输卵管内运行受阻并于该处着床;输卵管周围炎病变主要在输卵管浆膜层或浆肌层,常造成输卵管周围粘连、输卵管扭曲、管腔狭窄、蠕动减弱而影响受精卵运行。

（二）输卵管手术史输卵管绝育史及手术史者

输卵管妊娠的发生率为 10％～20％。尤其是腹腔镜下电凝输卵管及硅胶环套术绝育，可因输卵管瘘或再通而导致输卵管妊娠。曾经接受输卵管粘连分离术、输卵管成形术（输卵管吻合术或输卵管造口术）者，在再次妊娠时输卵管妊娠的可能性亦增加。

（三）输卵管发育不良或功能异常

输卵管过长、肌层发育差、黏膜纤毛缺乏、双输卵管、输卵管憩室或有输卵管副伞等，均可造成输卵管妊娠。输卵管功能（包括蠕动、纤毛活动以及上皮细胞分泌）受雌、孕激素调节。若调节失败，可影响受精卵正常运行。

（四）辅助生殖技术

近年，由于辅助生育技术的应用，使输卵管妊娠发生率增加，既往少见的异位妊娠，如卵巢妊娠、宫颈妊娠、腹腔妊娠的发生率增加。1998 年，美国报道因助孕技术应用所致输卵管妊娠的发生率为 2.8％。

（五）避孕失败

宫内节育器避孕失败，发生异位妊娠的机会较大。

（六）其他

子宫肌瘤或卵巢肿瘤压迫输卵管，影响输卵管管腔通畅，使受精卵运行受阻。输卵管子宫内膜异位可增加受精卵着床于输卵管的可能性。

二、病理

（一）输卵管妊娠的特点

输卵管管腔狭小，管壁薄且缺乏黏膜下组织，其肌层远不如子宫肌壁厚与坚韧，妊娠时不能形成完好的蜕膜，不利于胚胎的生长发育，常发生以下结局。

1.输卵管妊娠流产

多见于妊娠 8～12 周输卵管壶腹部妊娠。受精卵种植在输卵管黏膜皱襞内，由于蜕膜形成不完整，发育中的胚泡常向管腔突出，最终突破包膜而出血，胚泡与管壁分离，若整个胚泡剥离落入管腔，刺激输卵管逆蠕动经伞端排出到腹腔，形成输卵管妊娠完全流产，出血一般不多。若胚泡剥离不完整，妊娠产物部分排出到腹腔，部分尚附着于输卵管壁，形成输卵管妊娠不全流产，滋养细胞继续侵蚀输卵管壁，导致反复出血，形成输卵管血肿或输卵管周围血肿，血液不断流出并积聚在直肠子宫陷窝形成盆腔血肿,量多时甚至流入腹腔。

2.输卵管妊娠破裂

多见于妊娠6周左右输卵管峡部妊娠。受精卵着床于输卵管黏膜皱襞间,胚泡生长发育时绒毛向管壁方向侵蚀肌层及浆膜,最终穿破浆膜,形成输卵管妊娠破裂。输卵管肌层血管丰富。短期内可发生大量腹腔内出血,使患者出现休克。其出血量远较输卵管妊娠流产多,腹痛剧烈;也可反复出血,在盆腔与腹腔内形成血肿。孕囊可自破裂口排出,种植于任何部位。若胚泡较小则可被吸收;若过大则可在直肠子宫陷凹内形成包块或钙化为石胎。

输卵管间质部妊娠虽少见,但后果严重,其结局几乎均为输卵管妊娠破裂。由于输卵管间质部管腔周围肌层较厚、血运丰富,因此破裂常发生于孕12～16周。其破裂犹如子宫破裂,症状较严重,往往在短时间内出现低血容量休克症状。

3.陈旧性宫外孕

输卵管妊娠流产或破裂,若长期反复内出血形成的盆腔血肿不消散,血肿机化变硬并与周围组织粘连,临床上称为陈旧性宫外孕。

4.继发性腹腔妊娠

无论输卵管妊娠流产或破裂,胚胎从输卵管排入腹腔内或阔韧带内,多数死亡,偶尔也有存活者。若存活胚胎的绒毛组织附着于原位或排至腹腔后重新种植而获得营养,可继续生长发育,形成继发性腹腔妊娠。

(二)子宫的变化

输卵管妊娠和正常妊娠一样,合体滋养细胞产生 HCG 维持黄体生长,使类固醇激素分泌增加,致使月经停止来潮、子宫增大变软、子宫内膜出现蜕膜反应。若胚胎受损或死亡,滋养细胞活力消失,蜕膜自宫壁剥离而发生阴道流血。有时蜕膜可完整剥离,随阴道流血排出三角形蜕膜管型;有时呈碎片排出。排出的组织见不到绒毛,组织学检查无滋养细胞,此时血 β-HCG 下降。子宫内膜形态学改变呈多样性,若胚胎死亡已久,内膜可呈增生期改变,有时可见 Arias-Stella (A-S)反应,镜检见内膜腺体上皮细胞增生、增大,细胞边界不清,腺细胞排列成团突入腺腔,细胞极性消失,细胞核肥大、深染,细胞质有空泡。这种子宫内膜过度增生和分泌反应,可能为类固醇激素过度刺激所引起;若胚胎死亡后部分深入肌层的绒毛仍存活,黄体退化迟缓,内膜仍可呈分泌反应。

三、临床表现

输卵管妊娠的临床表现与受精卵着床部位、有无流产或破裂,以及出血量多少与时间长短等有关。

（一）症状

典型症状为停经后腹痛与阴道流血。

1.停经

除输卵管间质部妊娠停经时间较长外，多有6～8周停经史。有20％～30％患者无停经史，将异位妊娠时出现的不规则阴道流血误认为月经。或由于月经过期仅数天而不认为是停经。

2.腹痛

腹痛是输卵管妊娠患者的主要症状。在输卵管妊娠发生流产或破裂之前，由于胚胎在输卵管内逐渐增大，常表现为一侧下腹部隐痛或酸胀感。当发生输卵管妊娠流产或破裂时，突感一侧下腹部撕裂样疼痛，常伴有恶心、呕吐。若血液局限于病变区，主要表现为下腹部疼痛，当血液积聚于直肠子宫陷凹时，可出现肛门坠胀感。随着血液由下腹部流向全腹，疼痛可由下腹部向全腹部扩散，血液刺激膈肌，可引起肩胛部放射性疼痛及胸部疼痛。

3.阴道流血

胚胎死亡后，常有不规则阴道流血，色暗红或深褐，量少呈点滴状，一般不超过月经量，少数患者阴道流血量较多，类似月经。阴道流血可伴有蜕膜管型或蜕膜碎片排出，系子宫蜕膜剥离所致。阴道流血一般常在病灶去除后方能停止。

4.晕厥与休克

由于腹腔内出血及剧烈腹痛，轻者出现晕厥，严重者出现失血性休克。出血量越多越快，症状出现越迅速越严重，但与阴道流血量不成正比。

5.腹部包块

输卵管妊娠流产或破裂时所形成的血肿时间较久者，由于血液凝同并与周围组织或器官（如子宫、输卵管、卵巢、肠管或大网膜等）发生粘连形成包块，包块较大或位置较高者，腹部可扪及。

（二）体征

根据患者内出血的情况，患者可呈贫血貌。腹部检查：下腹压痛、反跳痛明显，出血多时，叩诊有移动性浊音。

四、处理原则

处理原则以手术治疗为主，其次是药物治疗。

(一)药物治疗

1.化疗

主要适用于早期输卵管妊娠、要求保存生育能力的年轻患者。符合下列条件可采用此法：①无药物治疗的禁忌证；②输卵管妊娠未发生破裂或流产；③输卵管妊娠包块直径≤4 cm；④血 β-HCG＜2 000 U/L；⑤无明显内出血，常用甲氨蝶呤(MTX)，治疗机制是抑制滋养细胞增生，破坏绒毛，使胚胎组织坏死、脱落、吸收。但在治疗中若病情无改善，甚至发生急性腹痛或输卵管破裂症状，则应立即进行手术治疗。

2.中医药治疗

中医学认为本病属血瘀少腹，不通则痛的实证。以活血化瘀、消癥为治则，但应严格掌握指征。

(二)手术治疗

手术治疗分为保守手术和根治手术。保守手术为保留患侧输卵管，根治手术为切除患侧输卵管。手术治疗适用于：①生命体征不稳定或有腹腔内出血征象者；②诊断不明确者；③异位妊娠有进展者(如血β-HCG处于高水平，附件区大包块等)；④随诊不可靠者；⑤药物治疗禁忌证者或无效者。

1.保守手术

此适用于有生育要求的年轻妇女，特别是对侧输卵管已切除或有明显病变者。

2.根治手术

此适用于无生育要求的输卵管妊娠内出血并发休克的急症患者。

3.腹腔镜手术

这是近年治疗异位妊娠的主要方法。

五、护理

(一)护理评估

1.病史

应仔细询问月经史，以准确推断停经时间。注意不要将不规则阴道流血误认为末次月经，或由于月经仅过期几天，不认为是停经。此外，对不孕、放置宫内节育器、绝育术、输卵管复通术、盆腔炎等与发病相关的高危因素应予高度重视。

2.身心状况

输卵管妊娠发生流产或破裂前，症状及体征不明显。当患者腹腔内出血较多时呈贫血貌,严重者可出现面色苍白,四肢湿冷,脉快、弱、细,血压下降等休克症状。体温一般正常,出现休克时体温略低,腹腔内血液吸收时体温略升高,但不超过 38 ℃。下腹有明显压痛、反跳痛,尤以患侧为重,肌紧张不明显,叩诊有移动性浊音。血凝后下腹可触及包块。

由于输卵管妊娠流产或破裂后,腹腔内急性大量出血及剧烈腹痛,以及妊娠终止的现实都将是孕妇出现较为激烈的情绪反应。可表现为哭泣、自责、无助、抑郁和恐惧等行为。

3.诊断检查

(1)腹部检查:输卵管妊娠流产或破裂者,下腹部有明显压痛或反跳痛,尤以患侧为甚,轻度腹肌紧张;出血多时,叩诊有移动性浊音;如出血时间较长,形成血凝块,在下腹可触及软性肿块。

(2)盆腔检查:输卵管妊娠未发生流产或破裂者,除子宫略大较软外,仔细检查可能触及胀大的输卵管并有轻度压痛。输卵管妊娠流产或破裂者,阴道后穹隆饱满,有触痛。将宫颈轻轻上抬或左右摇动时引起剧烈疼痛,称为宫颈抬举痛或摇摆痛,是输卵管妊娠的主要体征之一。子宫稍大而软,腹腔内出血多时子宫检查呈漂浮感。

(3)阴道后穹隆穿刺:是一种简单、可靠的诊断方法,适用于疑有腹腔内出血的患者。由于腹腔内血液易积聚于直肠子宫陷凹,抽出暗红色不凝血为阳性,说明存在血腹症。无内出血、内出血量少、血肿位置较高或直肠子宫陷凹有粘连者,可能抽不出血液,因而穿刺阴性不能排除输卵管妊娠存在。如有移动性浊音,可做腹腔穿刺。

(4)妊娠试验:放射免疫法测血中 HCG,尤其是 β-HCG 阳性有助诊断。虽然此方法灵敏度高,异位妊娠的阳性率一般可达 80%～90%,但 β-HCG 阴性者仍不能完全排除异位妊娠。

(5)血清孕酮测定:对判断正常妊娠胚胎的发育情况有帮助,血清孕酮值<5 ng/mL应考虑宫内妊娠流产或异位妊娠。

(6)超声检查:B 超显像有助于诊断异位妊娠。阴道 B 超检查较腹部 B 超检查准确性高。诊断早期异位妊娠。单凭 B 超现象有时可能会误诊。若能结合临床表现及β-HCG测定等,对诊断的帮助很大。

(7)腹腔镜检查:适用于输卵管妊娠尚未流产或破裂的早期患者和诊断有困难的患者,腹腔内有大量出血或伴有休克者,禁做腹腔镜检查。在早期异位妊娠患者,腹腔镜可见一侧输卵管肿大,表面紫蓝色,腹腔内无出血或有少量出血。

(8)子宫内膜病理检查:诊刮仅适用于阴道流血量较多的患者,目的在于排除宫内妊娠流产。将宫腔排出物或刮出物做病理检查,切片中见到绒毛,可诊断为宫内妊娠,仅见蜕膜未见绒毛者有助于诊断异位妊娠。现已经很少依靠诊断性刮宫协助诊断。

(二)护理诊断

1.潜在并发症

出血性休克。

2.恐惧

恐惧与担心手术失败有关。

(三)预期目标

(1)患者休克症状得以及时发现并缓解。

(2)患者能以正常心态接受此次妊娠失败的事实。

(四)护理措施

1.接受手术治疗患者的护理

(1)护士在严密监测患者生命体征的同时,配合医师积极纠正患者休克症状,做好术前准备。手术治疗是输卵管异位妊娠的主要处理原则。对于严重内出血并发休克的患者,护士应立即开放静脉,交叉配血,做好输血输液的准备。以便配合医师积极纠正休克,补充血容量,并按急症手术要求迅速做好手术准备。

(2)加强心理护理:护士于术前简洁明了地向患者及家属讲明手术的必要性,并以亲切的态度和切实的行动赢得患者及家属的信任,保持周围环境的安静、有序,减少和消除患者的紧张、恐惧心理,协助患者接受手术治疗方案。术后,护士应帮助患者以正常的心态接受此次妊娠失败的现实,向她们讲述异位妊娠的有关知识,一方面可以减少因害怕再次发生移位妊娠而抵触妊娠的不良情绪,另一方面也可以增加和提高患者的自我保健意识。

2.接受非手术治疗患者的护理

对于接受非手术治疗方案的患者,护士应从以下几方面加强护理。

(1)护士需密切观察患者的一般情况、生命体征,并重视患者的主诉,尤应注意阴道流血量与腹腔内出血量不成比例,当阴道流血量不多时,不要误认为腹腔内出血量亦很少。

(2)护士应告诉患者病情发展的一些指征,如出血增多、腹痛加剧、肛门坠胀感明显等,以便当患者病情发展时,医患均能及时发现,给予相应处理。

(3)患者应卧床休息,避免腹部压力增大,从而减少异位妊娠破裂的机会。在患者卧床期间,护士需提供相应的生活护理。

(4)护士应协助正确留取血标本,以检测治疗效果。

(5)护士应指导患者摄取足够的营养物质,尤其是富含铁蛋白的食物,如动物肝脏、肉类、豆类、绿叶蔬菜以及黑木耳等,以促进血红蛋白的增加,增强患者的抵抗力。

3.出院指导

输卵管妊娠的预后在于防治输卵管的损伤和感染,因此护士应做好妇女的健康保健工作,防止发生盆腔感染。教育患者保持良好的卫生习惯,勤洗浴、勤换衣,性伴侣稳定。发生盆腔炎后须立即彻底治疗,以免延误病情。另外,由于输卵管妊娠者中约有10%的再发生率和50%~60%的不孕率。因此,护士须告诫患者,下次妊娠时要及时就医,并且不宜轻易终止妊娠。

(五)护理评价

(1)患者的休克症状得以及时发现并纠正。

(2)患者消除了恐惧心理愿意接受手术治疗。

第六节 前 置 胎 盘

妊娠28周后,胎盘附着于子宫下段,甚至胎盘下缘达到或覆盖宫颈内口,其位置低于胎先露部,称为前置胎盘。前置胎盘是妊娠晚期严重并发症,也是妊娠晚期阴道流血最常见的原因。其发病率国外报道0.5%,国内报道0.24%~1.57%。

一、病因

目前尚不清楚,高龄初产妇(年龄>35岁)、经产妇及多产妇、吸烟或吸毒妇女为高危人群。其病因可能与下述因素有关。

(一)子宫内膜病变或损伤

多次刮宫、分娩、子宫手术史等是前置胎盘的高危因素。上述情况可损伤子宫内膜,引起子宫内膜炎或萎缩性病变,再次受孕时子宫蜕膜血管形成不良、胎盘血供不足,刺激胎盘面积增大延伸到子宫下段。前次剖宫产手术瘢痕可妨碍胎盘在妊娠晚期向上迁移。增加前置胎盘的可能性。据统计发生前置胎盘的孕妇,85%～95%为经产妇。

(二)胎盘异常

双胎妊娠时胎盘面积过大,前置胎盘发生率较单胎妊娠高1倍;胎盘位置正常而副胎盘位于子宫下段接近宫颈内口;膜状胎盘大而薄,扩展到子宫下段,均可发生前置胎盘。

(三)受精卵滋养层发育迟缓

受精卵到达子宫腔后,滋养层尚未发育到可以着床的阶段,继续向下游走到达子宫下段,并在该处着床而发育成前置胎盘。

二、分类

根据胎盘下缘与宫颈内口的关系,将前置胎盘分为3类(图5-2)。

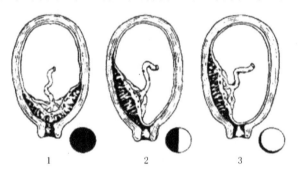

图 5-2　前置胎盘的类型

1.完全性前置胎盘;2.部分性前置胎盘;3.边缘性前置胎盘

(1)完全性前置胎盘又称中央性前置胎盘,胎盘组织完全覆盖宫颈内口。

(2)部分性前置胎盘宫颈内口部分为胎盘组织所覆盖。

(3)边缘性前置胎盘胎盘附着于子宫下段,胎盘边缘到达宫颈内口,未覆盖宫颈内口。

胎盘位于子宫下段,与胎盘边缘极为接近,但未达到宫颈内口,称为低置胎盘。胎盘下缘与宫颈内口的关系可因宫颈管消失、宫口扩张而改变。前置胎盘类型可因诊断时期不同而改变,如临产前为完全性前置胎盘,临产后因口扩张而成为部分性前置胎盘。目前临床上均依据处理前最后一次检查结果来决定其分类。

三、临床表现

(一)症状

前置胎盘的典型症状是妊娠晚期或临产时,发生无诱因、无痛性反复阴道流血。妊娠晚期子宫下段逐渐伸展,牵拉宫颈内口,宫颈管缩短;临产后规律宫缩使宫颈管消失成为软产道的一部分。宫颈外口扩张,附着于子宫下段及宫颈内口的胎盘前置部分不能相应伸展而与其附着处分离,血窦破裂出血。前置胎盘出血前无明显诱因,初次出血量一般不多,剥离处血液凝固后,出血自然停止;也有初次即发生致命性大出血而导致休克的。由于子宫下段不断伸展,前置胎盘出血常反复发生,出血量也越来越多。阴道流血发生的迟早、反复发生次数、出血量多少与前置胎盘类型有关。完全性前置胎盘初次出血时间早,多在妊娠28周左右,称为"警戒性出血"。边缘性前置胎盘出血多发生于妊娠晚期或临产后,出血量较少。部分性前置胎盘的初次出血时间、出血量及反复出血次数,介于两者之间。

(二)体征

患者一般情况与出血量有关,大量出血呈现面色苍白、脉搏增快微弱、血压下降等休克表现。腹部检查:子宫软,无压痛,大小与妊娠周数相符。由于子宫下段有胎盘占据,影响胎先露部入盆,故胎先露高浮,易并发胎位异常。反复出血或一次出血量过多,使胎儿宫内缺氧,严重者胎死宫内。当前置胎盘附着于子宫前壁时,可在耻骨联合上方听到胎盘杂音。临产时检查见宫缩为阵发性,间歇期子宫完全松弛。

四、处理原则

处理原则是抑制宫缩、止血、纠正贫血和预防感染。根据阴道流血量、有无休克、妊娠周数、胎位、胎儿是否存活、是否临产及前置胎盘类型等综合做出决定。

(一)期待疗法

应在保证孕妇安全的前提下尽可能延长孕周,以提高围生儿存活率。适用于妊娠<34周、胎儿体重<2 000 g、胎儿存活、阴道流血量不多、一般情况良好的孕妇。

尽管国外有资料证明,前置胎盘孕妇的妊娠结局住院与门诊治疗并无明显差异,但我国仍应强调住院治疗。住院期间密切观察病情变化,为孕妇提供全面优质护理是期待疗法的关键措施。

(二)终止妊娠

1.终止妊娠指征

孕妇反复发生多量出血甚至休克者,无论胎儿成熟与否,为了母亲安全应终止妊娠;期待疗法中发生大出血或出血量虽少,但胎龄达孕 36 周以上,胎儿成熟度检查提示胎儿肺成熟者;胎龄未达孕 36 周,出现胎儿窘迫征象,或胎儿电子监护发现胎心异常者;出血量多,危及胎儿;胎儿已死亡或出现难以存活的畸形,如无脑儿。

2.剖宫产

剖宫产可在短时间内娩出胎儿,迅速结束分娩,对母儿相对安全,是处理前置胎盘的主要手段。剖宫产指征应包括完全性前置胎盘,持续大量阴道流血;部分性和边缘性前置胎盘出血量较多,先露高浮,短时间内不能结束分娩;胎心异常。术前应积极纠正贫血、预防感染等,备血,做好处理产后出血和抢救新生的准备。

3.阴道分娩

边缘性前置胎盘、枕先露、阴道流血不多、无头盆不称和胎位异常,估计在短时间内能结束分娩者,可予试产。

五、护理

(一)护理评估

1.病史

除个人健康史外,在孕产史中尤其注意识别有无剖宫产术、人工流产术及子宫内膜炎等前置胎盘的易发因素。此外妊娠中特别是孕 28 周后,是否出现无痛性、无诱因、反复阴道流血症状,并详细记录具体经过及医疗处理情况。

2.身心状况

患者的一般情况与出血量的多少密切相关。大量出血时可见面色苍白、脉搏细速、血压下降等休克症状。孕妇及其家属可因突然阴道流血而感到恐惧或焦虑,既担心孕妇的健康,更担心胎儿的安危,可能显得恐慌、紧张、手足无措。

3.诊断检查

(1)产科检查:子宫大小与停经月份一致,胎儿方位清楚,先露高浮,胎心可以正常,也可因孕妇失血过多致胎心异常或消失。前置胎盘位于子宫下段前壁时,可于耻骨联合上方听见胎盘血管杂音。临产后检查,宫缩为阵发性,间歇期子宫肌肉可以完全放松。

(2)超声检查:B超断层相可清楚看到子宫壁、胎头、宫颈和胎盘的位置,胎盘定位准确率达95％以上,可反复检查,是目前最安全、有效的首选检查方法。

(3)阴道检查:目前一般不主张应用。只有在近临产期出血不多时,终止妊娠前为除外其他出血原因或明确诊断决定分娩方式前考虑采用。要求阴道检查操作必须在输血、输液和做好手术准备的情况下方可进行。怀疑前置胎盘的个案,切忌肛查。

(4)术后检查胎盘及胎膜:胎盘的前置部分可见陈旧血块附着呈黑紫色或暗红色,如这些改变位于胎盘的边缘,而且胎膜破口处距胎盘边缘<7 cm,则为部分性前置胎盘。如行剖宫产术,术中可直接了解胎盘附着的部分并确立诊断。

(二)护理诊断

1.潜在并发症

出血性休克。

2.有感染的危险

有感染的危险与前置胎盘剥离面靠近子宫颈口、细菌易经阴道上行感染有关。

(三)预期目标

(1)接受期待疗法的孕妇血红蛋白不再继续下降,胎龄可达或更接近足月。

(2)产妇产后未发生产后出血或产后感染。

(四)护理措施

根据病情须立即接受终止妊娠的孕妇,立即安排孕妇去枕侧卧位,开放静脉,配血,做好输血准备。在抢救休克的同时,按腹部手术患者的护理进行术前准备,并做好母儿生命体征监护及抢救准备工作。接受期待疗法的孕妇的护理措施如下。

1.保证休息

减少刺激孕妇需住院观察,绝对卧床休息,尤以左侧卧位为佳,并定时间断吸氧,每天3次,每次1小时,以提高胎儿血氧供应。此外,还需避免各种刺激,以减少出血可能。医护人员进行腹部检查时动作要轻柔,禁做阴道检查和肛查。

2.纠正贫血

除采取口服硫酸亚铁、输血等措施外,还应加强饮食营养指导,建议孕妇多食高蛋白及含铁丰富的食物,如动物肝脏、绿叶蔬菜和豆类等,一方面有助于纠正贫血,另一方面还可以增强机体抵抗力,同时也促进胎儿发育。

3.监测生命体征

及时发现病情变化严密观察并记录孕妇生命体征,阴道流血的量、色,流血事件及一般状况,检测胎儿宫内状态。按医嘱及时完成实验室检查项目,并交叉配血备用。发现异常及时报告医师并配合处理。

4.预防产后出血和感染

(1)产妇回病房休息时严密观察产妇的生命体征及阴道流血情况,发现异常及时报告医师处理,以防止或减少产后出血。

(2)及时更换会阴垫,以保持会阴部清洁、干燥。

(3)胎儿分娩后,及早使用宫缩剂,以预防产后大出血;对新生儿严格按照高危儿处理。

5.健康教育

护士应加强对孕妇的管理和宣教。指导围孕期妇女避免吸烟、酗酒等不良行为,避免多次刮宫、引产或宫内感染,防止多产,减少子宫内膜损伤或子宫内膜炎。对妊娠期出血,无论量多少均应就医,做到及时诊断、正确处理。

(五)护理评价

(1)接受期待疗法的孕妇胎龄接近(或达到)足月时终止妊娠。

(2)产妇产后未出现产后出血和感染。

第七节　胎盘早剥

妊娠 20 周以后或分娩期正常位置的胎盘在胎儿娩出前部分或全部从子宫壁剥离,称为胎盘早剥。胎盘早剥是妊娠晚期严重并发症,具有起病急、发展快特点,若处理不及时可危及母儿生命。胎盘早剥的发病率:国外 1‰～2‰,国内 0.46‰～2.1‰。

一、病因

胎盘早剥确切的原因及发病机制尚不清楚,可能与下述因素有关。

(一)孕妇血管病变

孕妇患严重妊娠期高血压疾病、慢性肾脏疾病或全身血管病变时,胎盘早剥的发生率增高。妊娠合并上述疾病时,底蜕膜螺旋小动脉痉挛或硬化,引起远端毛细血管变性坏死甚至破裂出血,血液流至底蜕膜层与胎盘之间形成胎盘后血肿。致使胎盘与子宫壁分离。

(二)机械性因素

外伤尤其是腹部直接受到撞击或挤压;脐带过短(<30 cm)或脐带围绕颈、绕体相对过短时,分娩过程中胎儿下降牵拉脐带造成胎盘剥离;羊膜穿刺时刺破前壁胎盘附着处,血管破裂出血引起胎盘剥离。

(三)宫腔内压力骤减

双胎妊娠分娩时,第一胎儿娩出过速;羊水过多时,人工破膜后羊水流出过快,均可使宫腔内压力骤减,子宫骤然收缩,胎盘与子宫壁发生错位剥离。

(四)子宫静脉压突然升高

妊娠晚期或临产后,孕妇长时间仰卧位,巨大妊娠子宫压迫下腔静脉,回心血量减少,血压下降。此时子宫静脉淤血、静脉压增高、蜕膜静脉床淤血或破裂,形成胎盘后血肿,导致部分或全部胎盘剥离。

(五)其他一些高危因素

如高龄孕妇、吸烟、可卡因滥用、孕妇代谢异常、孕妇有血栓形成倾向、子宫肌瘤(尤其是胎盘附着部位肌瘤)等与胎盘早剥发生有关。有胎盘早剥史的孕妇再次发生胎盘早剥的危险性比无胎盘早剥史者高 10 倍。

二、分类及病理变化

胎盘早剥主要病理改变是底蜕膜出血并形成血肿,使胎盘从附着处分离。按病理类型,胎盘早剥可分为显性、隐性及混合性 3 种(图 5-3)。若底蜕膜出血量少,出血很快停止,多无明显的临床表现,仅在产后检查胎盘时发现胎盘母体面有凝血块及压迹。若底蜕膜继续出血,形成胎盘后血肿,胎盘剥离面随之扩大,血液冲开胎盘边缘并沿胎膜与子宫壁之间经过颈管向外流出,称为显性剥离或外出血。若胎盘边缘仍附着于子宫壁或由于胎先露部固定于骨盆入口,使血液积聚于胎盘与子宫壁之间,称为隐性剥离或内出血。由于子宫内有妊娠产物存在,子宫肌不能有效收缩,以压迫破裂的血窦而止血,血液不能外流,胎盘后血肿越积越大,子宫底随之升高。当出血达到一定程度时,血液终会冲开胎盘边缘及胎膜外流,称为混合型出血。偶有出血穿破胎膜溢入羊水中成为血性羊水。

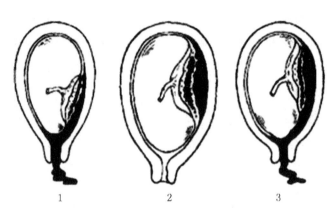

图 5-3　胎盘早剥类型
1.显性剥离；2.隐性剥离；3.混合性剥离

　　胎盘早剥发生内出血时，血液积聚于胎盘与子宫壁之间，随着胎盘后血肿压力的增加，血液浸入子宫肌层，引起肌纤维分离、断裂甚至变性，当血液渗透至子宫浆膜层时，子宫表面现紫蓝色瘀斑，称为子宫胎盘卒中，又称为库弗莱尔子。有时血液还可渗入输卵管系膜、卵巢生发上皮下、阔韧带内。子宫肌层由于血液浸润、收缩力减弱，造成产后出血。

　　严重的胎盘早剥可以引发一系列病理生理改变。从剥离处的胎盘绒毛和蜕膜中释放大量组织凝血活酶，进入母体血循环，激活凝血系统，导致弥散性血管内凝血（DIC），肺、肾等脏器的毛细血管内微血栓形成，造成脏器缺血和功能障碍。胎盘早剥持续时间越长，促凝物质不断进入母血，激活纤维蛋白溶解系统，产生大量的纤维蛋白原降解产物（FDP），引起继发性纤溶亢进。发生胎盘早剥后，消耗大量凝血因子，并产生高浓度 FDP，最终导致凝血功能障碍。

　　三、临床表现

　　根据病情严重程度，Sher 将胎盘早剥分为 3 度。

　　（一）Ⅰ度

　　多见于分娩期，胎盘剥离面积小，患者常无腹痛或腹痛轻微，贫血体征不明显。腹部检查见子宫软，大小与妊娠周数相符，胎位清楚，胎心率正常。产后检查见胎盘母体面有凝血块及压迹即可诊断。

　　（二）Ⅱ度

　　胎盘剥离面为胎盘面积 1/3 左右。主要症状为突然发生持续性腹痛、腰酸或腰背痛，疼痛程度与胎盘后积血量成正比。无阴道流血或流血量不多，贫血程度与阴道流血量不相符。腹部检查见子宫大于妊娠周数,子宫底随胎盘后血肿增大而升高。胎盘附着处压痛明显(胎盘位于后壁则不明显),宫缩有间歇,胎位可扪及,胎儿存活。

(三)Ⅲ度

胎盘剥离面超过胎盘面积 1/2。临床表现较Ⅱ度重。患者可出现恶心、呕吐、面色苍白、四肢湿冷、脉搏细数、血压下降等休克症状,且休克程度大多与阴道流血量不成正比。腹部检查见子宫硬如板状,宫缩间歇时不能松弛,胎位扪不清,胎心消失。

四、处理原则

纠正休克、及时终止妊娠是处理胎盘早剥的原则。患者入院时,情况危重、处于休克状态,应积极补充血容量,及时输入新鲜血液,尽快改善患者状况。胎盘早剥一旦确诊,必须及时终止妊娠。终止妊娠的方法根据胎次、早剥的严重程度、胎儿宫内状况及宫口开大等情况而定。此外,对并发症如凝血功能障碍、产后出血和急性肾衰竭等进行紧急处理。

五、护理

(一)护理评估

1.病史

孕妇在妊娠晚期或临产时突然发生腹部剧痛,有急性贫血或休克现象,应引起高度重视。护士需结合有无妊娠期高血压疾病或高血压病史、胎盘早剥史、慢性肾炎史、仰卧位低血压综合征史及外伤史,进行全面评估。

2.身心状况

胎盘早剥孕妇发生内出血时,严重者常表现为急性贫血和休克症状,而无阴道流血或有少量阴道流血。因此对胎盘早剥孕妇除进行阴道流血的量、色评估外,应重点评估腹痛的程度、性质,孕妇的生命体征和一般情况,以及时、准确地了解孕妇的身体状况。胎盘早剥孕妇入院时情况危急,孕妇及其家属常常感到高度紧张和恐惧。

3.诊断检查

(1)产科检查:通过四步触诊判断胎方位、胎心情况、宫高变化、腹部压痛范围和程度等。

(2)B超检查:正常胎盘 B 超图像应紧贴子宫体部后壁、前壁或侧壁,若胎盘与子宫体之间有血肿时,在胎盘后方出现液性低回声区,暗区常不止一个,并见胎盘增厚。若胎盘后血肿较大时,能见到胎盘胎儿面凸向羊膜腔,甚至能使子宫内的胎儿偏向对侧。若血液渗入羊水中,见羊水回声增强、增多,系羊水混浊所致。当胎盘边缘已与子宫壁分离,未形成胎盘后血肿,则见不到上述图像,故B超检查诊断胎盘早剥有一定的局限性。重胎盘早剥时常伴胎心、胎动消失。

(3)实验室检查:主要了解患者贫血程度及凝血功能。重型胎盘早剥患者应检查肾功能与二氧化碳结合力。若并发 DIC 时进行筛选试验血小板计数、凝血酶原时间、纤维蛋白原测定,结果可疑者可做纤溶确诊试验(凝血酶时间、优球蛋白溶解时间、血浆鱼精蛋白副凝时间)。

(二)可能的护理诊断

1.潜在并发症

弥散性血管内凝血。

2.恐惧

此与胎盘早剥引起的起病急、进展快,危及母儿生命有关。

3.预感性悲哀

此与死产、切除子宫有关。

(三)预期目标

(1)孕妇出血性休克症状得到控制。

(2)患者未出现凝血功能障碍、产后出血和急性肾衰竭等并发症。

(四)护理措施

胎盘早剥是一种妊娠晚期严重危及母儿生命的并发症,积极预防非常重要。护士应使孕妇接受产前检查,预防和及时治疗妊娠期高血压疾病、慢性肾病等;妊娠晚期避免仰卧位及腹部外伤;施行外倒转术时动作要轻柔;处理羊水过多和双胎者时,避免子宫腔压力下降过快等。对于已诊断为胎盘早剥的患者,护理措施如下。

1.纠正休克

改善患者的一般情况护士应迅速开放静脉,积极补充其血容量,及时输入新鲜输血。既能补充血容量,又可补充凝血因子。同时密切监测胎儿状态。

2.严密观察病情变化

及时发现并发症凝血功能障碍表现为皮下、黏膜或注射部位出血,子宫出血不凝,有时有尿血、咯血及呕血等现象;急性肾衰竭可表现为尿少或无尿。护士应高度重视上述症状,一旦发现,及时报告医师并配合处理。

3.为终止妊娠做好准备

一旦确诊,应及时终止妊娠,以孕妇病情轻重、胎儿宫内状况、产程进展、胎产式等具体状态决定分娩方式,护士需为此做好相应准备。

4.预防产后出血

胎盘早剥的产妇胎儿娩出后易发生产后出血,因此分娩后应及时给予宫缩剂,并配合按摩子宫,必要时按医嘱做切除子宫的术前准备。未发生出血者,产后仍应加强生命体征观察,预防晚期产后出血的发生。

5.产褥期的处理

患者在产褥期应注意加强营养,纠正贫血。更换消毒会阴垫,保持会阴清洁,预防感染。根据孕妇身体情况给予母乳指导。死产者及时给予退乳措施,可在分娩后 24 小时内尽早服用大剂量雌激素,同时紧束双乳,少进汤类;水煎生麦芽当茶饮;针刺足临泣、悬钟等穴位等。

(五)护理评价

(1)母亲分娩顺利,婴儿平安出生。

(2)患者未出现并发症。

烧伤整形科护理

第一节　烧伤患者各期的护理

烧伤的临床过程分为体液渗出期、急性感染期、创面修复期及康复期四期。

一、体液渗出期

(一)定义

烧伤早期,由于烧伤局部炎性递质的释放,引起毛细血管通透性增加,导致血管内液向第三间隙渗透,这段时间称为体液渗出期。持续时间为 24～72 小时,伤后 6～12 小时最快,48 小时达高峰。

(二)疾病相关知识

(1)低血容量或失血浆性休克

(2)临床表现:烦躁不安、口渴尿少、脉搏增快、脉压缩小或血压下降,严重导致心肺肾等多器官功能衰竭。

(3)治疗:抗休克治疗,及时有效液体复苏;休克相对平稳时,进行创面简单清创。

(4)康复:维持体液平衡。

(5)预后:纠正休克后,转为感染期。

(三)专科评估与观察要点

(1)出入量情况。

(2)疼痛程度。

(3)烧伤面积与深度情况。

(4)意识情况。

(5)治疗效果。

(四)护理问题

1.体液不足

体液不足与大面积烧伤、创面大量渗液致低血容量有关。

2.皮肤完整性受损

皮肤完整性受损与热力、化学、电流等侵蚀有关。

3.舒适的改变

舒适的改变与烧伤组织水肿、渗出、疼痛、肢体活动受限有关。

4.营养失调:低于机体需要量

营养失调:低于机体需要量与消耗过多,给予不足有关。

5.有窒息的危险

有窒息的危险与吸入性损伤有关。

6.有感染的危险

有感染的危险与烧伤创面的形成、污染、皮肤屏障破坏有关。

(五)护理措施

1.病情观察

(1)观察尿量、血压、脉搏、意识、皮肤颜色、末梢循环、记录 24 小时出入量。

(2)动态监测电解质、BUN、Cr、血常规、凝血时间。

(3)密切观察呼吸情况吸氧效果,保持呼吸道通畅、必要时行气管切开。

2.用药指导、观察

镇静止痛药、利尿药在补充血容量的情况下遵医嘱使用,观察药物效果及不良反应。

3.做好自理能力评估与指导

协助督促患者完成患者的生活护理。

4.专科护理

(1)一般护理。①体位:取平卧位,适当抬高头部;头面颈部烧伤患者采取高肩仰卧位,肢体烧伤患者应抬高患肢,关节处于功能位,必要时上床翻身。②饮食:有休克症状禁饮食;生命体征平稳后早期进食,从口服电解质液开始向流质、半流质、软食过渡。病情允许时进高热量、高蛋白、富含维生素饮食;有消化道症状时暂禁食,必要时给予胃肠减压。③保暖:保持室温,冬天 32～34 ℃,夏天 28～30 ℃,湿度 50%～60%。④留置导尿:准确记录每小时尿量、色泽、尿比重,判断血容量情况。⑤保持呼吸道通畅。

(2)补液护理:建立有效的静脉通道,按时、按质、按量输入液体;遵循先快后慢、先晶后胶、先盐后糖交替输入。①补液公式如下。伤后第一个 24 小时补液量=晶胶体总量+基础水分。晶胶体总量=烧伤面积(Ⅱ°、Ⅲ°)×体重(kg)×常数(成人为 1.5,婴儿为 2.0,幼儿为 1.8),基础水分=5%~10%葡萄糖液 2 000~3 000 mL。伤后 8 小时内补充胶晶总量的 1/2,另一半于 16 小时内输入,水分在 24 小时内均匀输入。伤后第二个 24 小时补液量:胶晶总量输入第一个 24 小时实际输入量的一半,水分量不变。②液体种类如下。胶体溶液:血浆、全血、清蛋白、血浆代用品、右旋糖酐-40。晶体种类:乳酸林格氏溶液、等渗盐水、复方氯化钠。③注意事项:不能在较长时间内输入一种液体或短时间内快速输入同一种液体;小儿输液时警惕脑水肿、肺水肿的发生;以受伤时间开始计算,非入院时间。④液体复苏有效的监护指标:神志清楚、无烦躁、烦渴有好转;成人心率<120 次/分,小儿心率<140 次/分,收缩压>12.0 kPa(90 mmHg);呼吸规则、无呼吸困难、无发绀;尿量成人在 30~50 mL/h,小儿为 1 mL/h,血红蛋白或肌红蛋白尿者尿量>50 mL/h;周围循环良好,肢端温暖、毛细血管充盈良好;监测中心静脉压 8~12 cmH$_2$O。

(3)创面护理:保持创面清洁干燥,渗液应及时更换敷料。

(六)健康指导

1.饮食指导

给予高热量、高蛋白、富含维生素流食或半流食,禁止大量饮水,少量频服。

2.保持外敷料清洁干燥

避免污染。

3.做好心理护理

了解患者心理反应及需求,给予同情、安慰、开导的同时,针对不同的原因给予相应的支持,并提供整形美容信息,消除患者不必要的担忧,树立战胜疾病的信心。

(七)护理结局评价

(1)休克期平稳度过。

(2)自述不适感减轻或消失。

(3)情绪稳定,积极配合治疗。

(八)急危重症观察与处理

1.急性肺水肿

(1)临床表现:观察有无呼吸增快,呼吸困难、胸前紧迫感、阵咳,大量粉红色泡沫痰。

(2)处理:给予 4~6 L/min 氧气吸入,并经 20%~30%乙醇湿化后吸入。遵医嘱应用脱水剂、利尿剂、强心剂。

2.急性脑水肿

(1)临床表现:观察有无神经、精神症状以及肌肉抽动、昏迷、呕吐、眼球震颤、呼吸困难等表现。

(2)处理:吸氧;脱水剂 20%甘露醇静点;镇静:地西泮、苯巴比妥等;给予高渗盐水;停止水分摄入,输入适量胶体;禁止口服大量不含盐的水分和集中一段时间内大量输入水分。

二、急性感染期

(一)定义

急性感染期是指烧伤后短期内发生的局部或全身性感染,一般烧伤后 1~2 周,在急性感染期所发生的严重感染是导致烧伤病员的早期死亡的主要原因之一。

(二)疾病相关知识

1.发生时间

在伤后 1~2 周。

2.临床表现

创面感染或全身性感染。

3.治疗

有效创面清理,抗生素应用。

4.康复

预防院内感染。

5.预后

感染得到纠正,转为修复期。

(三)专科评估与观察要点

(1)焦虑程度。

(2)创面感染情况。

(3)意识情况。

(4)疼痛。

(5)躯体活动情况。

(6)治疗效果。

(四)护理问题

1.焦虑

焦虑与烧伤后毁容、截肢、医疗费用等因素有关。

2.舒适的改变

舒适的改变与长时间卧床、疼痛、肢体活动受限创面大换药等因素有关。

3.体温过高或过低

体温过高或过低与创面脓毒血症、创面脓毒败血症有关。

4.意识障碍

意识障碍与毒素吸收有关。

5.营养失调

营养失调与食欲差、胃肠道吸收差、持续高代谢状态等因素有关。

6.自理能力缺陷

自理能力缺陷与大面积烧伤活动受限有关。

7.潜在并发症

感染、应激性溃疡、MODS、急性肾衰竭及 ARDS。

(五)护理措施

1.病情观察

(1)密切观察意识、生命体征的变化。

(2)观察创面有无坏死斑,健康皮肤有无出血点,坏死斑。

(3)密切观察胃肠蠕动及排气情况。

2.用药指导与观察

(1)严格掌握抗生素的使用时机,观察治疗效果及不良反应。

(2)抗生素使用应及时、联合、有效。

(3)观察肝肾功能有无损害。

(六)专科护理

1.心理护理

关心理解患者,分析导致患者心理行为改变的压力源,针对不同的压力源给予相应的指导,使患者及家属了解烧伤治疗的各个环节,正确理解治疗过程中的发热、食欲减退等不适。

2.体位护理

(1)头颈部烧伤:若患者生命体征平稳,取半卧位,有利于头面部消肿;颈部烧伤患者取高肩仰卧位;耳郭烧伤患者侧卧时垫棉圈,使其悬空,严防耳郭受压。

(2)双上肢烧伤:外展90°,充分暴露腋下创面;若上肢伸侧为深度烧伤则保持屈肘位,前臂置中立位,不要旋前、旋后。

(3)手部烧伤:保持腕背屈,虎口张开,掌指关节屈曲。包扎时注意各指间用油纱逐个手指分别包扎。

(4)双下肢烧伤:保持双下肢外展;膝盖深度烧伤保持屈膝位;双踝保持背屈位,防止足下垂。

3.营养护理

(1)供给途径:胃肠道营养(鼻饲、口服)和静脉营养。胃肠功能尚好但进食困难者,可采用鼻饲营养胃肠道摄入,可辅以静脉高营养。

(2)供给种类:口服营养提供高蛋白、高热量、富含维生素清淡易消化饮食。静脉高营养早期以糖、维生素、电解质及微量元素逐步以能量蛋白质、脂肪乳合剂、氨基酸均衡供给。

(3)原则:多样化、少量多餐。注意改进烹调色、香、味,以刺激患者食欲;解除或减少影响患者食欲的不良因素,减少餐前治疗;静脉高营养期间定时测定体重、上臂周径、血浆清蛋白,每天记录出入量,计算氮平衡,保持体液平衡。观察患者对营养物的耐受性,配合医师做好患者营养评估。

4.病情观察及护理

(1)体温:高热的患者每30分钟测一次体温,高于40 ℃使用降温措施,降室温、物理降温、药物降温;增加水分的补充;低温护理要注意保暖。

(2)脉搏:大面积烧伤患者除测脉搏外,常作心脏听诊,及时发现心律异常,必要时心电监护。

(3)呼吸:观察呼吸变化,保持呼吸道通畅,备气切包、气管插管、呼吸机、呼吸兴奋剂。

(4)神志:保持室内安静,光线不宜太强,减少对患者的刺激;烦躁严重者必要时给予镇静药物;防止患者坠床,置床挡和约束带。

(5)消化道:密切观察胃肠道蠕动及排气情况,腹胀加剧、肠鸣音消失,需禁食,必要时行胃肠减压和肛管排气,观察排便次数、大便性质、颜色、量,做便常规和细菌培养及涂片检查,便后用温水清洁肛门及周围皮肤,肛周可用氧化锌软膏保护。

5.创面护理

保持环境干燥,相对湿度 18%~28%;保持创面干燥,观察创面有无坏死斑、健康皮肤有无出血点和坏死斑,采用包扎疗法的患者,如体温升高、创面疼痛加剧或有持续性跳痛或出现烦躁不安者,及时更换敷料,检查创面,根据血培养加药敏选用敏感抗生素;定时进行病室空气通风消毒及紫外线消毒。

(七)健康指导

(1)保持室内安静,减少探视。

(2)肢体保持功能位。

(3)尽早进行功能锻炼。

(八)护理结局评价

(1)焦虑减轻或消除,积极配合治疗。

(2)不适感减轻或消失。

(3)自理能力提升。

三、创面修复期

(一)定义

创面修复期在临床上没有固定的时间阶段,创面深度越浅,修复发生越早。

(二)疾病相关知识

(1)创面的修复期贯穿到临床全过程。

(2)各度烧伤愈合时间不同。

(3)治疗:预防感染,营养支持及免疫支持,清创、切削痂植皮术。

(4)康复:尽早进行防瘢及功能锻炼。

(5)预后:瘢痕、功能障碍,必要时行二次整形手术。

(三)专科评估与观察要点

(1)疼痛程度。

(2)功能障碍程度。

(3)瘢痕情况。

(4)治疗效果。

(四)护理问题

1.疼痛

疼痛与瘢痕粘连、功能锻炼有关。

2.自我形象紊乱

自我形象紊乱与容颜改变、瘢痕粘连有关。

3.躯体活动受限

躯体活动受限与瘢痕粘连、关节变形有关。

4.知识缺乏

缺乏功能锻炼相关知识。

(五)护理措施

1.病情观察

(1)严密观察病情变化,监测血生化、及时纠正水电解质失衡;观察有无心悸、心律失常、脉搏短促、大动脉搏动微弱、呼吸困难、发绀等表现;观察并记录尿量,监测肾功能。

(2)观察创面情况,有无创周炎、坏死斑、出血点。

(3)观察关节活动情况。

2.用药指导与观察

遵医嘱使用抗生素,观察药物疗效及不良反应。

3.做好自理能力评估与指导

协助督促患者完成患者的生活护理,早期功能锻炼。

4.专科护理

(1)心理护理:烧伤后期,患者面临日益突出的瘢痕增生挛缩所致的功能障碍和畸形,应对自身与环境的压力,要主动关心患者,及时发现患者的心理变化,介绍自我护理的知识及整形美容的信息,及时解除患者的痛苦,鼓励患者正视现实,坚持配合功能锻炼,积极配合治疗。

(2)营养护理:高蛋白、高热量、富含维生素清淡易消化饮食,禁食辛辣刺激食物,少食多餐,了解患者的饮食习惯,创造整洁的就餐环境,及时清理污染物,就餐前不宜进行换药、清洁卫生等工作;经口进食为主,不能进食者予鼻饲,必要时静脉补充。

(3)体位与活动。①颜面部烧伤:消肿后训练眨眼,转动眼球预防睑外翻;张大口或叼黄瓜、胡萝卜在嘴里预防小口畸形;仰卧时头居中,侧卧时用棉圈使耳部悬空。②颈部烧伤:颈前取高仰卧位或俯卧时抬头,颈前过伸;颈侧头向健侧倾斜和转动。③腋部烧伤:上肢外展90°或上举过头;仰卧时,双手交叉脑后。④肘部烧伤:练习伸、屈旋转运动,休息时保持在伸位,用患肢提重物、手拉门柄等。⑤手部烧伤:锻炼握拳动作及拇指与其他四指做对掌运动,休息时置于功能位置。手背烧伤时用夹板使腕背伸位,掌指关节屈曲,指间关节伸直,拇指外展。掌侧烧伤时腕、指、掌、指间关节均伸展,以夹板固定。加强日常生活训练,鼓励患者自己洗漱、吃饭。⑥膝部烧伤:膝伸直,腘窝伸展,做屈膝动作。⑦下肢烧伤:髋关节、膝关节保持伸直位,踝关节保持中立位,防止足下垂。膝前瘢痕做屈膝活动,练习下蹲。

(4)器官功能的保护:监测血生化,纠正水电解质平衡,保护心肺肾脑功能。

(5)感染预防:保持创面清洁干燥,严格无菌操作,适时手术清创植皮。病室定时空气消毒、开窗通风,严格执行手卫生。教会陪护人员基本的院感防控知识。

(六)健康指导

(1)保护新愈合的皮肤,清洁,避免使用刺激性的肥皂清洗,皮肤瘙痒时,避免抓挠。

(2)保护新愈合皮肤,做好防晒工作。

(3)避免进食刺激性食物。

(4)坚持功能锻炼维持关节部位的功能位置。

(七)护理结局评价

(1)疼痛瘙痒减轻。

(2)情绪稳定,配合治疗。

(3)自理能力提升。

四、康复期

(一)定义

通过防瘢治疗、功能锻炼、理疗、体疗或手术整形恢复外形、躯干的功能。

(二)疾病相关知识

(1)小面积深度烧伤选择早期手术,大面积烧伤患者需植皮分次手术。

(2)治疗:手术疗法、防瘢、理疗、体疗、功能锻炼。

(3)康复:躯体康复＋心理康复。

(4)预后:躯体功能和外形改变。

(三)专科护理与观察要点

(1)躯体功能障碍程度。

(2)瘢痕情况。

(3)精神心理创伤程度。

(4)治疗效果。

(四)护理问题

1.失用综合征

失用综合征与瘢痕挛缩致残有关。

2.自我形象紊乱

自我形象紊乱与精神心理创伤有关。

(五)护理措施

1.病情观察要点

(1)康复治疗过程中,严密观察病情变化,不适应时立即停止。

(2)观察患者精神心理方面。

2.用药指导与观察

遵医嘱给予外用药、注射药、激素类药物,观察药物疗效及不良反应。

3.做好自理能力评估与指导

协助患者完成生活护理,加强功能锻炼。

(1)心理护理。①心理关怀:根据患者的心理特点,给予安慰、疏导,消除不良心理因素;鼓励患者面对现实,以坚强的毅力、最佳的心态接受治疗和训练。②心理精神康复:大面积深度烧伤,治疗周期长,愈后瘢痕瘙痒,功能障碍,患者承受巨大的心理压力,护士及时给予适当的治疗,使患者心理上的不平衡及早得到调整,精神上的紊乱尽快得到治疗。

(2)瘢痕预防的护理如下。①可塑性夹板:起到良好的制动和对抗挛缩的作用,适用于身体各部位的固定,一般疗程 3～6 个月,抗挛缩、防畸形时可白天功能锻炼,夜间固定。②压力疗法:穿用弹性织物对烧伤愈合部位持续压迫可预防和减轻瘢痕增生,是局部深度烧伤愈合后防止瘢痕增生的治疗方法,应尽早实施,要持续 6～12 个月。功能部位穿在弹力套中,会限制功能活动,坚持功能锻炼,以防肌肉失用和关节僵硬。③按摩疗法:按摩以按、摩、揉为主,对陈旧瘢痕应增加推、提、捏等手法;按摩力垂直于瘢痕牵缩方向,螺旋状移动,用力循序渐进。④被动活动:能放松痉挛肌肉、活动关节,同时牵伸相应组织,起到防止牵缩和粘连的作用;活动时注意手法及力度,由弱到强,循序渐进,逐渐扩大活动范围,增加活动频率及强度。⑤主动活动:活动度由小到大,鼓励患者坚持各个部位循序渐进;卧床期间练习闭眼、张口、双臂上举、外展、屈伸肘、腕、前臂旋前、旋后,握拳,伸指。双下肢练习静力肌肉收缩,外展,直腿抬高,屈伸髋、膝、踝,练习足背伸。每天 2～3 次,每次 15～30 分钟,下床活动时练习穿衣、洗脸、梳头、吃饭、如厕等,指导家属做好监督工作。⑥温水疗法:温水中运动疼痛明显减轻,减轻瘢痕牵缩,促使瘢痕成熟。一般水温 38～39 ℃,每天 1～2 次,每次 20～30 分钟。

早期切痂植皮和晚期残余创面植皮,坚持功能锻炼,防止皮片牵缩。

(3)整形手术和美容疗法护理。①整形手术:切除或松解瘢痕,恢复功能;组织缺损方面,用皮片和皮瓣修复。②美容治疗:表浅瘢痕采用皮肤磨削术予以消除,促使局部愈合后改善原有缺陷,同时给予软化瘢痕治疗。

(六)健康指导

(1)加强营养给予高热量、高蛋白饮食,补充维生素和微量元素,不吃含胶原纤维多的食物(猪蹄、肉皮)少吃辛辣刺激食物。

(2)避免各种不良刺激,禁止挠抓、碰撞、避免日晒。

(3)早期功能锻炼,及早进行日常生活训练,从小范围开始活动,逐渐进行大活动范围和增加活动频率,循序渐进、持之以恒。

(4)尽早开始压力治疗,坚持用弹性绷带固定,穿弹力套、弹力衣,抗瘢痕牵缩。

(七)护理结局评价

(1)自我调节能力提升,正确面对伤残。

(2)知晓功能锻炼的方法及注意事项。

(3)恢复日常生活。

第二节　烧伤患者创面的护理

一、烧伤清创术

(一)定义

清除创面上的污染物、异物或创面坏死、受损组织,采用简单清创术。

(二)疾病相关知识

(1)尽快尽早进行清创术。

(2)清创时要求迅速,时间一般在 30～60 分钟。

(3)治疗:用 0.1%新洁尔灭或加温后的 0.9%氯化钠(37 ℃)冲洗,擦洗创面及周边皮肤,去除异物及较大水疱。

(4)康复:防瘢治疗(瘢痕贴,弹力套)。

(5)预后:必要时进行二次整形手术。

(三)专科评估及观察要点

(1)焦虑恐惧程度。

(2)烧伤面积及深度。

(3)清创操作配合情况。

(4)治疗效果。

(四)护理问题

1.疼痛

疼痛与创伤及清除操作有关。

2.知识缺乏

缺乏与手术过程及配合方法相关知识。

3.恐惧

恐惧与疼痛有关。

4.潜在并发症

感染。

(五)护理措施

1.病情观察

观察患者疼痛程度及性质,观察创面的深度、面积、部位。

2.做好自理能力评估与指导

协助患者完成生活护理。

3.专科护理

(1)术前护理。①心理护理:讲解清创的目的、方法及配合注意事项,使患者对清创术有一个正确的认识,取得患者的理解和配合。②清创室准备:紫外线或层流消毒,室温 28～32 ℃。③皮肤准备:剃去创面周围约 5 cm 毛发,剪短趾指甲,健康皮肤用肥皂水及清水擦洗。④饮食:需麻醉的患者,清创前应禁食 6～8 小时,禁饮 4 小时。⑤镇静止痛药物的使用:遵医嘱使用镇静止痛药物。

(2)术中术后护理。①异物的处理:嵌入创面的煤渣、沙屑可不必勉强清除;在面部的皮内异物尽量除去,以免形成外伤性文身。②创面的处理:清创后根据创面的深度、面积和部位,采取包扎疗法或暴露疗法。③疼痛的护理:抬高患肢,促进回流,减轻胀痛。遵医嘱使用镇痛药物,以免剧痛导致患者休克,必要时使用镇痛泵持续镇痛,音乐疗法转移患者的注意力。鼓励患者家属和朋友给予患者关心及支持。

(六)健康指导

(1)向患者及家属强调术后保持创面清洁干燥的重要性,禁止用手抓搔创面及自行在创面涂抹药物。暂时不能清创的患者,如大面积烧伤的患者,解释原因告知清创时间,取得家属及患者的谅解与配合。

(2)鼓励患者进食高热量、高蛋白、高纤维的食物(清淡流质),促进创面愈合。

(七)护理结局评价

(1)患者疼痛程度减轻。

(2)正确认识清创术,能积极配合治疗。

(3)保护创面,预防感染。

二、浸浴疗法

(一)定义

浸浴疗法指将患者的身体浸入浴池中,通过热盐水的浸泡淋浴促使创面焦痂软化,脓液引流,减少创面细菌量,最终使创面愈合的方法。

(二)疾病相关知识

(1)在烧伤后 2～3 周创面开始溶痂后采用浸浴疗法。

(2)临床上对烧伤后残余创面最常用的浸浴疗法。

(3)治疗:浸浴清除残余创面。

(4)康复:功能锻炼、防瘢治疗。

(5)预后:外形改变和功能障碍。

(三)专科评估与观察要点

(1)浸浴时机的评估。

(2)患者配合情况。

(3)残余创面愈合情况。

(4)治疗效果。

(四)护理问题

1.焦虑与恐惧

焦虑与恐惧与浸浴引起创面疼痛及浸浴后体温升高有关。

2.疼痛

疼痛与浸浴操作对创面的刺激有关。

(五)护理措施

1.病情观察

(1)严密观察患者的生命体征,如患者出现心悸、面色苍白、出冷汗、脉搏细速等虚脱症状时终止浸浴。

(2)浸浴后观察体温的变化。

2.自理能力的评估与指导

做好自理能力的评估与指导。

3.专科护理

(1)浸浴前准备。①浸浴时机的评估:中小面积及伤后入院较晚的感染创面;严重烧伤后期全身残留散在的顽固小创面;创面脱痂期痂下积脓多及创面为感染创面;需要进行肢体功能锻炼;烧伤创面植皮前及供皮区的术前准备。②浸浴禁忌证:女性患者月经期;有严重心、肺并发症及一般情况较差的患者,避免发生虚脱,不能浸浴。③患者的准备:浸浴前口服糖水或补液,避免造成虚脱;做好患者的心理护理及健康宣教;嘱咐患者排便。④环境准备:室温控制在 28～

32 ℃,水温保持在 38～40 ℃,一般高于患者体温的 1～2 ℃。⑤浸浴液准备:食盐配制成 0.9%氯化钠溶液;浸浴中和浸浴后护理。

(2)患者的保护。①有颜面部烧伤的患者,应先清洗颜面部,再清洗躯干、四肢、会阴及肛周等部位以免污染颜面部。②有气管切开患者,应抬高患者头部,水位线控制在患者锁骨下水平。③下肢浸泡时,患者不能站立,可采用坐位用水桶浸泡,以避免出血。④有静脉输液管道的患者,应妥善保护,防止污水污染。

(3)创面的处理:采用包扎疗法的患者,去掉外敷料后再浸浴,待内层敷料浸泡松动后再慢慢揭掉,先清洗无痂创面,再剪除部分分离的焦痂,防止在浸浴开始时发生创面出血。

(4)浸浴时间及频次:初次浸浴不宜超过 0.5 小时,以后逐渐延长,间隔 3～5 天或根据病情决定。

(5)病情观察:浸浴后若出现体温升高、脉搏增快、畏寒、寒战等烧伤毒素吸收的中毒症状,对症处理,保暖,浸浴后迅速拭干水分,升高室内温度,物理降温等,在 24 小时可好转,继续加重,及时报告医师处理。

(六)健康指导

(1)初次浸浴的患者:向其解释浸浴的目的、过程以及注意事项,使患者在操作中积极配合。

(2)多次浸浴的患者:鼓励患者告知患者浸浴后,可加快创面愈合,使患者对浸浴的效果有一个正确的认识,积极主动配合治疗。

(3)告知患者浸浴后有短时体温升高,经 24 小时后可恢复,给予对症处理。

(七)护理结局评价

(1)患者的恐惧及焦虑减轻或消失。

(2)患者的疼痛减轻,积极配合治疗。

(3)清洁创面,分离软化痂皮,减轻和控制感染。

三、包扎疗法

(一)定义

包扎疗法是用灭菌吸水的厚敷料包扎创面,使之与外界隔离;同时创面渗液被敷料吸收,使创面渗出充分引流。

(二)疾病相关知识

(1)中小面积的烧伤。

(2)创面位于肢体及躯干。

(3)治疗:敷料包扎。

(4)康复:防瘢治疗(瘢痕贴,弹力衣物)。

(5)预后:如有外形和功能改变,后期行二期整形手术。

(三)专科评估与观察要点

(1)烧伤创面面积及深度评估。

(2)患者肢端血运循环情况。

(3)创面敷料渗出情况。

(4)治疗效果。

(四)护理问题

1.焦虑

焦虑与担心治疗效果有关。

2.知识缺乏

缺乏创面包扎疗法相关知识。

3.潜在并发症

感染。

(五)护理措施

1.病情观察

(1)观察患肢肢端血循环。

(2)观察患者的体温变化。

(3)观察伤口敷料渗出情况。

2.自理能力评估与指导

做好自理能力评估与指导。

3.专科护理

(1)保持外层敷料干燥清洁,防止敷料湿透造成感染,如有渗液,大小便污染、浸透应及时更换。

(2)创面包扎要舒适平展,松紧适宜,厚度要达到3～5 cm,保证渗液不至于渗透到外层敷料覆盖范围超过创缘5 cm左右;包扎应从远端开始,指、趾末节应外露,以便观察肢体末梢血液循环情况;四肢关节部位包扎,固定在防止挛缩的功能位;手部烧伤的包扎,应对各手指进行分部包扎,防止粘连形成并指;抬高包扎的肢体,促进静脉及淋巴回流。

（3）观察患肢肢端血循环,出现皮肤青紫发凉、苍白或麻木、毛细血管充盈差、肿胀疼痛等症状,立即拆开包扎绷带,告知医师及时处理。

（4）观察体温的变化,伤口有无特殊异味,告知医师及时查看。

(六)健康指导

（1）告知患者包扎疗法的目的及注意事项,积极配合治疗。

（2）嘱患者不要自行拆开包扎敷料,避免感染。

（3）鼓励表达包扎部位的主观感受,及时提供有关创面包扎松紧度的重要信息,如疼痛、麻木。

(七)护理结局评价

（1）患者疼痛感减轻,创面得以很好的保护。

（2）患者对包扎疗法的治疗目的有一定的了解,治疗中能积极配合。

四、暴露疗法

(一)定义

暴露疗法是将烧伤创面暴露于干热空气中,不用敷料覆盖或包扎,创面渗液、坏死组织及创面外用药共同形成一层痂壳,从而将创面与外界暂时隔离,以保护创面。

(二)疾病相关知识

（1）适用于大面积烧伤、Ⅲ度烧伤创面、污染较重的烧伤创面、位于面部及会阴部的烧伤创面。

（2）治疗:外用药和红外线治疗。

（3）康复:尽早进行功能锻炼,防瘢治疗。

（4）预后:外形和功能改变,后期行二期整形手术。

(三)专科评估与观察要点

（1）烧伤创面深度及部位。

（2）创面感染情况。

（3）治疗效果。

(四)护理问题

1.知识缺乏

知识缺乏与不了解烧伤后采用暴露疗法的目的有关。

2.焦虑

焦虑与水肿期创面渗出较多及担心治疗效果有关。

3.皮肤完整性受损

皮肤完整性受损与烧伤所致皮肤缺损有关。

4.潜在并发症

感染。

(五)护理措施

1.病情观察

(1)肢体环形烧伤,注意观察患肢末梢循环。

(2)躯干环形烧伤,注意观察患者的呼吸情况。

(3)观察痂下有无积脓。

2.用药指导与观察

给予磺胺嘧啶银糊剂、霜剂,观察药物效果及不良反应。

3.自理能力评估与指导

做好自理能力评估与指导。

4.专科护理

(1)创面评估:特殊烧伤部位创面(头面部、颈部、会阴部、臀部);大面积烧伤创面;污染较重及特殊细菌创面。

(2)充分暴露创面:颈部烧伤的患者,处于高肩仰卧位,腋部烧伤的患者,上肢应充分外展;会阴部烧伤,应做好大小便的护理,保持会阴部清洁干燥,充分外展下肢。

(3)保持创面干燥:使用红外线照射或吹风机,定时翻身,臀部,背部,大腿后侧烧伤的患者用翻身床,便于改变体位避免创面受压及潮湿;如创面涂抹药物掉落,应及时补涂药物,促进创面干燥结痂,如痂下有积脓,给予修剪引流,清除脓液,再用单层油纱保护创面,及时清除创面的渗液及污物,保持痂皮或痂壳完整;及时用消毒棉签清除眼、鼻、口周创面的分泌物。

(4)做好消毒隔离,减少人员流动,控制陪伴人数及探视。

(六)健康指导

(1)嘱患者活动适当,防痂壳开裂出血。

(2)鼓励患者多食高蛋白、高热量、易吸收的食物,促进创面愈合。

(3)告知患者创面清洁和保护创面的重要性,以及防止尿、粪便污染的方法。

(4)定时协助患者翻身,防止创面潮湿,取得患者的配合。

(七)护理结局评价

(1)患者及家属理解暴露疗法的目的及重要性,能积极配合治疗。

(2)患者及家属对创面愈合过程有一定了解,对治疗效果充满信心。

第三节　特殊部位烧伤患者的护理

一、头面部烧伤

(一)头皮烧伤

1.定义

各种原因导致头皮烧伤,严重者可波及颅骨,甚至颅内组织,发生局限性脑积液或脑水肿。

2.疾病相关知识

(1)临床特点:头皮破损、水肿、疼痛。

(2)治疗:皮瓣及皮片修复术。

(3)康复:防瘢治疗。

(4)预后:必要时行二次手术。

3.专科评估与观察要点

(1)头皮水肿、渗出、溃烂情况。

(2)患者心理精神情况。

(3)焦虑恐惧程度。

(4)治疗效果。

4.护理问题

(1)疼痛:与烧伤的深度、个人耐受力有关。

(2)自我形象紊乱:与烧伤后毁容有关。

(3)焦虑:与烧伤疼痛、担心愈后有关。

(4)皮肤完整性受损:与烧伤后导致皮肤损伤有关。

5.护理措施

(1)病情观察:观察创面的颜色、有无异味及红、肿、热、痛。

(2)用药指导与观察:遵医嘱合理使用有效抗生素及镇痛药,观察药物效果及不良反应。

(3)做好自理能力评估与指导,协助患者完成生活护理。

(4)专科护理。心理护理:针对不同的原因给予相应的支持;介绍烧伤后创面水肿、吸收、愈合的过程,使患者对较长的治疗过程有正确的认识;对深度烧伤导致毁损伤的患者,注意沟通中把握言语的分寸;了解患者家庭成员、社会关系和经济情况等,取得亲人和朋友的支持,消除其顾虑。保持环境安静,减少探视,定时通风。保持创面干燥及时清除分泌物,头部经常更换受压部位。抬高床头,减轻水肿,愈合后经常剪除头发,保持清洁,防止创面再次溃烂或局限脓肿。

6.健康指导

(1)严格限制探视人员。

(2)保持创面清洁干燥,防止不洁的手去抓挠。

7.护理结局评价

(1)患者积极配合治疗。

(2)未受伤的部位保持皮肤完整。

(3)患者的头皮及时得到治疗和护理,预防修复头皮创面感染。

(二)面部烧伤

1.定义

热力、化学物理等原因造成颜面部的不同程度的烧伤,深度烧伤常留畸形和功能障碍,严重影响着患者的心理健康,为严重烧伤。

2.疾病相关知识

(1)临床表现:水肿,重者眼睑外翻,口唇肿胀,张口困难。常伴有耳、鼻、喉、口腔等器官的烧伤。

(2)治疗:创面植皮术。

3.康复

深度烧伤愈合后,尽早进行康复锻炼。

4.预后

面部深度烧伤遗留瘢痕,一般等待伤后 6～12 个月进行手术;严重睑外翻畸形创面未愈,也可行整形手术。

5.专科评估与观察要点

(1)面颈部烧伤程度。

(2)呼吸的频率节律及深浅,有无呼吸困难发生。

(3)意识情况。

(4)患者精神心理情况。

(5)治疗效果。

6.护理问题

(1)低效型呼吸型态:与水肿压迫喉部有关。

(2)有体液不足的危险:与口腔烧伤程度、补给不足有关。

(3)疼痛:与烧伤的深度、个人耐受力有关。

(4)焦虑:与烧伤后疼痛、担心预后有关。

(5)自我形象紊乱:与颜面部烧伤有关。

(6)睡眠型态紊乱:与烧伤后疼痛有关。

7.护理措施

(1)病情观察:观察创周有无红、肿、热、痛,患者有无反复持续高热,创面上有无脓点等感染迹象。

(2)用药指导与观察:遵医嘱合理使用有效抗生素及镇痛药,观察药物效果及不良反应。

(3)做好自理能力评估与指导,协助患者完成生活护理。

(4)专科护理。心理护理:做好患者思想工作,减少思想顾虑,稳定情绪配合治疗。针对不同的原因给予相应的支持;介绍烧伤后创面水肿、吸收、愈合的过程,使患者对较长的治疗过程有正确的认识;对深度烧伤导致毁损伤的患者,注意沟通中把握言语的分寸;了解患者家庭成员、社会关系和经济情况等,取得亲人和朋友的支持,消除其顾虑。保持创面干燥,渗出多时更换敷料,保持清洁。抬高床头,取平卧位,以利于肺扩张和呼吸保持正常,给予氧气吸入,床旁备气切包。定时翻身拍背,指导患者做深呼吸运动;更换头的位置,以防褥疮发生。张口困难者,给予高蛋白、高营养、易消化流食,做好口腔护理。

8.健康指导

(1)严格限制探视人员。

(2)保持创面清洁干燥,防止不洁的手抓搔创面。

(3)以软食为主,进食时注意保护口周创面,防污染。

(4)创面愈合后使用瘢痕贴、弹力套预防瘢痕的增生,弹力套使用的原则"一早、二紧、三持久"。

9.护理结局评价

(1)焦虑减轻或消除,主动表达自身感受。

（2）疼痛减轻，配合治疗。

（3）创面得到有效的保护和治疗。

10.急危重症观察与处理

窒息的临床表现与处理如下。

（1）临床表现：口唇发绀、进行性呼吸困难等呼吸道梗阻症状。

（2）处理：保持呼吸道通畅，随时清除呼吸道分泌物；颈部深度烧伤应及时行焦痂切开减压术；气管切开，随时吸痰。

（三）眼部烧伤

1.定义

各种原因导致眼部组织的损伤，轻微损伤也可引起严重的视力障碍，眼部烧伤较常见，占烧伤患者13%。

2.疾病相关知识

（1）临床表现：眼睑水肿、视力模糊、易怒、烦躁不安。

（2）治疗：大量清水冲洗，降低温度及洗净化学物质；移除眼球异物，局部抗生素预防感染。

（3）康复：眼部功能锻炼。

（4）预后：易视力障碍，眼睑瘢痕形成。

3.专科评估与观察要点

（1）眼睑水肿程度。

（2）视力恢复程度。

（3）患者能否正确对待现状，积极配合。

（4）治疗效果。

4.护理问题

（1）焦虑：与烧伤后视力障碍、疼痛有关。

（2）疼痛：与烧伤的深度有关。

（3）自我形象紊乱：与视力障碍有关。

（4）睡眠型态紊乱：与疼痛有关。

5.护理措施

（1）病情观察：观察患者视力减退情况。

（2）用药指导与观察：遵医嘱合理使用有效抗生素及镇痛药，观察药物效果及不良反应。

（3）做好自理能力评估与指导，协助患者完成生活护理。

(4)专科护理。心理护理:眼球烧伤后有疼痛、流泪、畏光感及视力减退等症状,要及时告知患者,消除恐惧和疑虑,积极配合治疗。针对不同的原因给予相应的支持;介绍烧伤后创面水肿、吸收、愈合的过程,使患者对较长的治疗过程有正确的认识;对深度烧伤导致毁损伤的患者,注意沟通中把握言语的分寸;了解患者家庭成员、社会关系和经济情况等,取得亲人和朋友的支持,消除其顾虑。眼部护理:保护眼部清洁,及时清理眼部分泌物,大量清水清洗。遵医嘱滴眼药水,涂眼膏,取俯卧位时额部垫棉垫悬空眼部,防止眼部受压。眼睑外翻时用无菌纱布覆盖或涂大量眼膏,防止角膜感染。剧烈疼痛时,遵医嘱使用止痛剂。

6.健康指导

(1)消除患者思想顾虑。

(2)加强患者陪护人员的防感染意识,勤洗手。

7.护理结局评价

(1)焦虑减轻或消除,积极配合治疗。

(2)疼痛减轻,情绪稳定。

(四)耳部烧伤

1.定义

任何原因导致外耳和外耳道的烧伤,烧伤常波及耳软骨,且凹凸不平,易合并感染,耳烧伤占烧伤的24%。

2.疾病相关知识

(1)临床特点:外耳水肿、发红、破溃、焦痂,发生化脓性耳软骨炎时,外耳持续性剧烈疼痛,伴有畏寒、发热、精神差、食欲缺乏。白细胞增高,全身中毒症状。

(2)治疗:修复创面,恢复耳外形。

(3)康复:保持耳外形。

(4)预后:易软骨坏死致小耳畸形,必要时行二次整形手术。

3.专科评估与观察要点

(1)受压部位有无红、肿、热、痛,皮肤破溃情况。

(2)有无发热,全身不适。

(3)疼痛。

(4)治疗效果。

4.护理问题

(1)疼痛:与烧伤后的深度、个人耐受力有关。

(2)皮肤完整性受损:与烧伤的严重程度有关。

(3)自我形象紊乱:与颜面部外伤有关。

5.护理措施

(1)病情观察:观察患者耳软骨有无红、肿、热、痛,伤口有无异味、渗出情况。

(2)用药指导与观察:遵医嘱合理使用有效抗生素及镇痛药,观察药物效果及不良反应。

(3)做好自理能力评估与指导,协助患者完成生活护理。

(4)专科护理。心理护理:解释外耳烧伤的特点及治疗护理的方法,密切配合的重要性。对不同的原因给予相应的支持;介绍烧伤后创面水肿、吸收、愈合的过程,使患者对较长的治疗过程有正确的认识;对深度烧伤导致毁损伤的患者,注意沟通中把握言语的分寸;了解患者家庭成员、社会关系和经济情况等,取得亲人和朋友的支持,消除其顾虑。耳部护理:用无菌棉签吸干渗出液及脓性分泌物,保持外耳创面干燥,防止渗液流入耳内引起感染,局部悬空防受压;化脓性耳软骨炎发生后,做到引流通畅,清洁坏死耳软骨。

6.健康指导

(1)避免患侧卧位,以防压疮发生。

(2)保护创面,禁止用手抓搔外耳。

7.护理结局评价

(1)疼痛减轻,情绪稳定,积极配合治疗。

(2)创面得到有效的保护和治疗。

二、手部烧伤

(一)定义

任何原因导致手部的不同程度的烧伤,深度烧伤遗留畸形和功能障碍。严重者可丧失劳动,手的烧伤为严重烧伤。

(二)疾病相关知识

1.临床表现

手部水肿、破溃、疼痛、不能背伸、内收、合并感染时伴有发热、寒战等全身中毒症状。

2.治疗

尽快消灭创面,最大限度保存手的功能。

3.康复

早期功能锻炼,保持手的功能位。

4.预后

手掌深度烧伤,因瘢痕挛缩导致手指屈曲,伴有指蹼粘连及指蹼过浅呈"拳样手畸形"。行二次整形手术。

(三)专科评估与观察要点

(1)疼痛。

(2)活动功能改善情况。

(3)发热、全身不适、伤口渗出物情况。

(4)治疗效果。

(四)护理问题

1.疼痛

疼痛与烧伤有关。

2.自理能力缺陷

自理能力缺陷与烧伤后功能障碍、疼痛,适应不良有关。

3.焦虑

焦虑与烧伤后疼痛,担心手功能恢复有关。

4.自我形象紊乱

自我形象紊乱与烧伤后手部瘢痕畸形功能障碍有关。

(五)护理措施

1.病情观察

密切观察患者手指端血循环、颜色、温度、疼痛、肢端肿胀等情况。有无痂下积液积脓,创周有无红肿等感染征象及时发现及时处理。

2.用药指导与观察

遵医嘱合理使用有效抗生素及镇痛药,观察药物效果及不良反应。

3.自理能力的评估与指导

做好自理能力的评估与指导,协助患者完成生活护理。

4.专科护理

(1)心理护理:介绍手部烧伤的深度、面积治疗方案和护理方法,让患者积极配合治疗,强调手术的必要性和重要性。对可能致残者,及时得到亲人和朋友的支持,正视现实。

(2)体位:抬高患肢,手高过肘,肘高过肩,利于静脉回流,减轻水肿。保持功能位,即腕背伸屈30°或中位,分开各指,拇指对掌位,第2～5掌指关节屈20°,指间关节屈伸。

(3)活动:伤后 48 小时制动,48～72 小时后逐渐进行被动或主动活动手指各关节;鼓励患者自己穿衣吃饭、大小便等日常生活训练;植皮术后 8～10 天开始理疗和功能锻炼,以免关节僵硬残疾。

(4)禁忌:禁止患肢输液、抽血、测血压和做有创操作等。

(六)健康指导

1.功能锻炼

维持手部功能位 2～3 个月,进行主动和被动功能锻炼,以手指最大限度屈伸和虎口张大为主。

2.自理生活

鼓励患者独立完成吃饭、穿衣、洗脸、梳头、刷牙、拿书等日常生活动作。

3.防瘢治疗

使用弹力手套、瘢痕贴等进行防瘢治疗,疗程 3～6 个月甚至 1 年以上。

4.复查

一般为 1 个月、3 个月、半年、一年各复查一次,检查并指导手的功能恢复情况,必要时行整形手术治疗。

(七)护理结局评价

(1)自理能力提升。

(2)焦虑减轻或消除,主动表达自身感受。

(3)创面得到有效的保护和治疗。

三、会阴烧伤

(一)定义

各种原因导致会阴部位的烧伤,会阴较隐秘,占烧伤 2%,但会阴烧伤易被大小便污染,容易感染。

(二)疾病相关知识

1.临床表现

会阴部水肿、发红、破溃,合并感染时,周围皮肤发红、肿胀,有发热寒战等全身中毒症状。

2.治疗

会阴植皮术。

3.康复

进行康复训练,进行大腿外展和下蹲训练。

4.预后

创面愈合后易瘢痕挛缩导致功能障碍。

(三)专科评估与观察要点

(1)会阴烧伤程度。

(2)焦虑恐惧程度。

(3)治疗效果。

(四)护理问题

1.焦虑、恐惧

焦虑、恐惧与烧伤部位的特殊性及担心愈后有关。

2.自理能力缺陷

自理能力缺陷与特殊部位致如厕困难有关。

(五)护理措施

1.病情观察

观察烧伤创面有无感染征象。

2.用药指导与观察

遵医嘱合理使用有效抗生素及镇痛药,观察药物效果及不良反应。

3.自理能力的评估与指导

做好自理能力评估与指导,协助患者完成生活护理。

4.专科护理

(1)心理护理:加强与患者及家属沟通;对患者的担心(性功能、大小便)给予理解同情;加强对隐私的保护。介绍疾病相关知识及治疗和护理的注意事项,取得患者和家属的配合。了解其社会关系,取得情感支持。

(2)饮食护理:非手术患者给予高营养、新鲜、清淡,忌辛辣。手术患者术前2天进无渣饮食;术前晚及术晨禁食水;术进无渣流质4～5天,加强肠外营养。

(3)体位护理:仰卧位。大面积会阴烧伤者睡翻身床,便于创面暴露和大小便的护理。保护隐私,将患者安置在单、双人间病房,或用屏风遮挡。

(4)创面护理:彻底清创剔除阴毛,采用半暴露或暴露疗法,反复冲洗皱褶及凹陷处。保护创面随时用棉签拭去渗液和分泌物,保持创面干燥。

(5)二便护理:睡翻身床或有孔床,双下肢外展位;大便后用0.1%新洁尔灭或 0.9％氯化钠溶液清洗肛周,减少污染;必要时留置尿管尿道口护理,每天 2 次;男性患者托阴囊用无菌接尿器接尿,避免污染创面,早日植皮,便器专用并消毒,防交叉感染。早日植皮。

(六)健康指导

(1)康复训练,循序渐进地进行大腿外展和下蹲训练。

(2)饮食清淡,忌辛辣刺激,瘢痕瘙痒时忌抓挠,防止裂开出血感染。

(3)防瘢治疗,坚持瘢痕贴,弹力裤的使用。

(七)护理结局评价

(1)焦虑情况有减轻或消除,能主动配合治疗和护理。

(2)患者合理要求得到满足,感觉舒适,逐渐恢复自理。

四、呼吸道烧伤

(一)定义

热力或烟雾引起的呼吸道以及肺实质的损害,是烧伤患者早期死亡主要原因之一。

(二)疾病相关知识

1.临床表现

口鼻咽发白、充血、水肿,声音嘶哑和呼吸困难;烦躁不安、心率加快、全身冷汗、发绀。

2.治疗

保持呼吸道通畅,解除气道梗阻,重度患者应尽早机械通气。

3.康复

肺功能训练及监测。

4.预后

严重者有肺功能损害。

(三)专科评估与观察要点

(1)呼吸道通畅情况。

(2)患者安静及全身情况。

(四)护理问题

1.焦虑、恐惧

焦虑、恐惧与患者对受伤死亡场景,担心预后有关。

2.清理呼吸道功能低下或无效

清理呼吸道功能低下或无效与呼吸道受损,分泌物增多及肺部感染有关。

3.气体交换受损

气体交换受损与呼吸道受损有关。

4.睡眠型态紊乱

睡眠型态紊乱与呼吸困难有关。

(五)护理措施

1.病情观察

严密观察呼吸及心肺功能情况;观察有无呼吸困难,口唇发绀等情况;监测血氧饱和度和血气分析。

2.用药指导与观察

遵医嘱合理使用有效抗生素及镇痛药,观察药物效果及不良反应。

3.自理能力的评估与指导

做好自理能力评估与指导,协助患者完成生活护理。

4.专科护理

(1)心理护理:解释呼吸道损伤的病变过程及伴随的不适,告知治疗方案和注意事项;气管切开术后患者可通过手势、文字和医护人员沟通,了解患者需求;鼓励家属给予患者关心和支持。

(2)饮食护理:非气管切开患者口服流质或半流质、高热量、高蛋白、高维生素饮食;气管切开患者行鼻饲或全胃肠外营养。

(3)体位与活动:单纯的吸入性损伤给予半卧位;轻度吸入性损伤给予半卧位或仰卧头高位;定时更换体位,翻身拍背,鼓励患者深呼吸、自行咳嗽,促进体位引流,防止肺部感染。

(4)气管切开护理:保持切口清洁,每天清洁伤口2次,随时更换覆盖开口纱布;气管导管固定牢靠,防止滑脱(在水肿回吸收期,套管系带及时调整),严格无菌操作。

(六)健康指导

(1)严格限制陪伴探视人员。

(2)教会患者自行咳嗽方法,防止肺部感染。

(3)嘱患者出院后定期进行肺功能检查,及时进行防治。

(七)护理结局评价

(1)焦虑恐惧减轻,安静休息。

(2)呼吸道通畅,全身症状良好。

第四节　皮片移植患者的护理

一、定义

皮片移植是指一块与肌体完全游离的皮肤,不附带皮下脂肪,由身体的某一部位取下,移植于另一部位,重新建立血液循环而成活。皮片可分为刃厚皮片、中厚皮片、全厚皮片、含真皮下血管网皮片。

二、疾病相关知识

(一)首选目标

皮片移植是皮肤缺损时关闭创面的首选目标。

(二)临床应用

肉芽创面、大面积皮肤缺损、瘢痕溃疡、皮瓣区创面。

(三)治疗

手术覆盖创面,修复组织。

(四)康复

进行功能锻炼,防止皮片挛缩。

(五)预后

1.刃厚皮片

移植后易挛缩,不耐摩擦,色泽深暗,外观不佳。

2.中厚皮片

移植后挛缩轻微,能耐受一定摩擦,色素沉着比刃厚皮片轻,愈合后易出现瘢痕增生。

3.全厚皮片

移植后挛缩轻,质量高,色泽和弹性好,耐摩擦,无色素沉着,不易出现瘢痕增生。

4.含真皮下血管网皮片

植皮条件和技术要求高,成活率不稳定,有时发生水疱、花斑甚至浅表坏死,临床使用很少,预后同全厚皮片。

三、专科评估与观察要点

(一)专科评估

评估患者的精神心理状态。

(二)病情观察

(1)术区给予弹力绷带固定,严格制动。

(2)患肢抬高,观察末梢血运,以及皮片的颜色、温度、切口渗血、渗液情况,防止皮片移位、坏死。

(三)自理能力

能力受限,术后需卧床 10～14 天。

(四)治疗效果

观察伤口有无感染,植皮是否成活。

四、护理问题

(一)疼痛

疼痛与手术创伤有关。

(二)潜在并发症

感染与手术后皮肤完整性受损,失去皮肤屏障功能,瘢痕组织代替正常皮肤有关。

(三)知识缺乏

知识缺乏与缺乏康复保健知识有关。

(四)自理能力缺陷

自理能力缺陷与疾病和治疗限制有关。

(五)皮肤完整性受损

皮肤完整性受损与自体皮片移植取皮有关。

五、护理措施

（1）病情观察：局部制动，抬高患肢，防止水肿，注意肢端血运。保持敷料清洁干燥，防止脱落及污染。注意观察术区有无出血、渗液、疼痛、肿胀、异味；患者体温是否升高，WBS 的动态变化等。

（2）用药指导、观察。

（3）做好自理能力的评估与指导。

（4）做好康复训练与健康教育。

六、健康指导

（1）戒烟。

（2）避免日光照射，防止色沉加深。

（3）功能锻炼，应用抑瘢的药物。

（4）定期复查，定期指导，至少每年两次。

（5）加强自我防护，防止撞伤、烫伤、冻伤等意外伤害。

七、护理结局评价

（1）疼痛得到缓解。

（2）自理能力提升。

（3）对植皮手术治疗、护理、康复训练有明确的认知。

（4）通过心理护理，使患者消除心理障碍，保持乐观，正确对待治疗及其疗效。

第五节　皮瓣移植患者的护理

一、定义

皮瓣移植是指在保持原有血供的状态下，用供区的一块完整组织修复邻近或远处组织缺损，皮瓣在植皮区建立新的血运关系获得充分血运，完成转移的全过程。

二、疾病相关知识

（一）首选目标

皮瓣移植是皮肤缺损时关闭创面的首选目标。

(二)临床应用

(1)有深部组织如血管、神经、肌腱、骨、关节暴露的创面,或覆盖以后还要进行深部组织修复的创面。

(2)器官再造。

(3)营养性溃疡、放射性溃疡、褥疮等。

(4)面颊、鼻、上腭等部位的洞穿性缺损。

(三)治疗

手术覆盖创面,修复组织。

(四)康复

进行功能锻炼,防止供区出现继发畸形。

(五)预后

皮瓣厚度、色泽、柔软度均与受区近似,修复效果较理想。

三、专科评估与观察要点

(1)专科评估:详细询问病史,有无吸烟史、糖尿病及血液病史等,评估患者的精神心理状态。

(2)病情观察:术区给予弹力绷带加压包扎,减轻皮瓣水肿。严格制动,患肢抬高,观察末梢血运以及皮瓣的颜色、温度、切口渗血、渗液情况。防止皮瓣撕脱、血肿、感染、循环障碍、坏死。

(3)自理能力:能力受限,术后需卧床 7 天。

(4)治疗效果。

四、护理问题

(一)疼痛

疼痛与手术创伤有关。

(二)潜在并发症

感染与手术后皮肤完整性受损,失去皮肤屏障功能,瘢痕组织代替正常皮肤有关。

(三)知识缺乏

知识缺乏与缺乏皮瓣移植手术治疗、护理、康复、保健知识有关。

(四)自理能力缺陷

自理能力缺陷与疾病和治疗限制有关。

(五)皮肤完整性受损

皮肤完整性受损与自体皮片移植取皮有关。

五、护理措施

(1)病情观察:局部制动,抬高患肢,防止水肿,注意肢端血运。保持敷料清洁干燥,防止脱落及污染。注意观察术区有无出血、液、疼痛、肿胀、异味;皮瓣的色泽、温度、毛细血管充盈状况,皮瓣下引流是否通畅。做好基础护理。

(2)用药护理与观察:遵医嘱给药,观察用药后反应。

(3)做好自理能力的评估与指导。

(4)做好康复训练与健康教育。

六、健康指导

(1)戒烟。

(2)进行功能锻炼,应用抑瘢的药物;肢体保持功能位或抗挛缩位。

(3)定期复查,定期指导,至少每年两次。

(4)避免日光照射,防止色沉加深,加强自我防护,防止撞伤、烫伤、冻伤等意外伤害。

七、护理结局评价

(1)减轻或消除疼痛。

(2)自理能力提升。

(3)对植皮手术治疗、护理、康复训练有明确的认知。

(4)并发症得到预防或及时发现和治疗。

参 考 文 献

[1] 张兆云.新编临床护理学研究[M].北京:中国纺织出版社,2020.

[2] 李艳.基础护理学[M].武汉:华中科技大学出版社,2020.

[3] 于翠翠.实用护理学基础与各科护理实践[M].北京:中国纺织出版社,2022.

[4] 王美芝,孙永叶,隋青梅.内科护理[M].济南:山东人民出版社,2021.

[5] 张红芹,石礼梅,解辉,等.临床护理技能与护理研究[M].哈尔滨:黑龙江科
    学技术出版社,2022.

[6] 刘爱杰,张芙蓉,景莉,等.实用常见疾病护理[M].青岛:中国海洋大学出版
    社有限公司,2021.

[7] 王玉春,王焕云,吴江,等.临床专科护理与护理管理[M].哈尔滨:黑龙江科
    学技术出版社,2022.

[8] 赵安芝.新编临床护理理论与实践[M].北京:中国纺织出版社,2020.

[9] 高淑平.专科护理技术操作规范[M].北京:中国纺织出版社,2021.

[10] 赵衍玲,梁敏,刘艳娜,等.临床护理常规与护理管理[M].哈尔滨:黑龙江科
    学技术出版社,2022.

[11] 万霞.现代专科护理及护理实践[M].开封:河南大学出版社,2020.

[12] 黄俊蕾,赵娜,李丽沙.新编实用临床与护理[M].青岛:中国海洋大学出版
    社,2019.

[13] 田春凤.临床护理学概论[M].北京:科学技术文献出版社,2020.

[14] 张翠华,张婷,王静,等.现代常见疾病护理精要[M].青岛:中国海洋大学出
    版社,2021.

[15] 周春香.精编护理学[M].天津:天津科学技术出版社,2020.

[16] 孙立军,孙海欧,赵平平,等.现代常见病护理实践[M].哈尔滨:黑龙江科学
    技术出版社,2021.

[17] 蔡华娟,马小琴.护理基本技能[M].杭州:浙江大学出版社,2020.

[18] 黄浩,朱红.临床护理操作标准化手册[M].成都:四川科学技术出版

社,2021.

[19] 崔珍.实用护理学研究与护理新进展[M].哈尔滨:黑龙江科学技术出版
社,2021.

[20] 毕云霄.实用护理学技术[M].北京:中国纺织出版社,2020.

[21] 谢莉玲,张秀平.妇产科护理学[M].北京:人民卫生出版社,2020.

[22] 李华.基础护理与疾病护理[M].哈尔滨:黑龙江科学技术出版社,2021.

[23] 刘庆芬,顾芬,顾纪芳.常见疾病预防护理知多少[M].上海:上海交通大学
出版社,2021.

[24] 潘洪燕,龚姝,刘清林,等.实用专科护理技能与应用[M].北京:科学技术文
献出版社,2020.

[25] 张爱成.护理学研究与实践[M].昆明:云南科技出版社,2020.

[26] 姜鑫.现代临床常见疾病诊疗与护理[M].北京:中国纺织出版社,2021.

[27] 吴雯婷.实用临床护理技术与护理管理[M].北京:中国纺织出版社,2021.

[28] 黄粉莲.新编实用临床护理技术[M].长春:吉林科学技术出版社,2021.

[29] 郑华.实用临床护理学技术[M].北京:科学技术文献出版社,2020.

[30] 张俊英,王建华,宫素红,等.精编临床常见疾病护理[M].青岛:中国海洋大
学出版社,2021.

[31] 宋鑫,孙利锋,王倩,等.常见疾病护理技术与护理规范[M].哈尔滨:黑龙江
科学技术出版社,2021.

[32] 金立军,熊天山,孟共林.内科护理学[M].北京:北京大学医学出版社,2020.

[33] 崔杰.现代常见病护理必读[M].哈尔滨:黑龙江科学技术出版社,2021.

[34] 喻友军,赵小义.外科护理学[M].北京:科学出版社,2020.

[35] 孙慧,刘静,王景丽,等.基础护理操作规范[M].哈尔滨:黑龙江科学技术出
版社,2022.

[36] 曾凤丹,阳晓晴,曹铭英,等.妊娠剧吐循证护理实践审查指标制定及障碍因
素证据总结[J].循证护理,2022,8(23):3157-3161.

[37] 吴小配,李芹,房晓文.全程优化护理对食管异物胃镜取出术患者负性情绪
及术后并发症的影响[J].齐鲁护理杂志,2022,28(14):34-36.

[38] 周梓琴.循证护理方案在预防导尿管相关性尿路感染中的应用效果[J].中
国当代医药,2022,29(15):176-178.

[39] 王丽.整体护理在异位妊娠护理中的应用效果[J].中国医药指南,2022,20
(27):148-151.